哮喘患者自我管理手册

主编　周新

副主编　张旻　汤葳　黄华琼

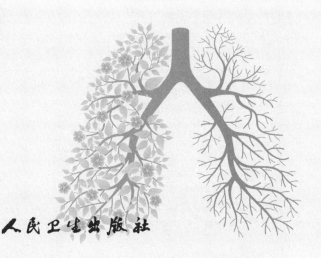

人民卫生出版社

图书在版编目（CIP）数据

哮喘患者自我管理手册 / 周新主编 . —北京：人
民卫生出版社，2019

ISBN 978-7-117-28133-1

Ⅰ . ①哮… Ⅱ . ①周… Ⅲ . ①哮喘 – 诊疗 – 手册
Ⅳ . ①R562.2–62

中国版本图书馆 CIP 数据核字（2019）第 029176 号

人卫智网	**www.ipmph.com**	医学教育、学术、考试、健康，购书智慧智能综合服务平台
人卫官网	**www.pmph.com**	人卫官方资讯发布平台

哮喘患者自我管理手册

主　　编：周　新
出版发行：人民卫生出版社（中继线 010-59780011）
地　　址：北京市朝阳区潘家园南里 19 号
邮　　编：100021
E - mail：pmph @ pmph.com
购书热线：010-59787592　010-59787584　010-65264830
印　　刷：北京画中画印刷有限公司
经　　销：新华书店
开　　本：710×1000　1/16　　印张：8
字　　数：148 千字
版　　次：2019 年 3 月第 1 版　2019 年 4 月第 1 版第 2 次印刷
标准书号：ISBN 978-7-117-28133-1
定　　价：39.00 元

打击盗版举报电话：010-59787491　E-mail：WQ @ pmph.com
（凡属印装质量问题请与本社市场营销中心联系退换）

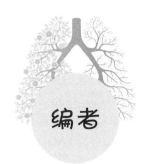

编者

（按姓氏笔画排序）

于化鹏　南方医科大学珠江医院

王　彦　陆军军医大学第二附属医院（重庆市新桥医院）

王长征　陆军军医大学第二附属医院（重庆市新桥医院）

云春梅　内蒙古自治区人民医院

邓静敏　广西医科大学第一附属医院

冯俊涛　中南大学湘雅医院

华树成　吉林大学白求恩第一医院

刘　晶　吉林大学第二医院

刘先胜　华中科技大学同济医学院附属同济医院

刘春涛　四川大学华西医院

刘荣玉　安徽医科大学第一附属医院

汤　葳　上海交通大学医学院附属瑞金医院

孙永昌　北京大学第三医院

孙铁英　北京医院

苏　楠　中日友好医院

苏新明　中国医科大学附属第一医院

李　靖　广州呼吸健康研究院

李满祥　西安交通大学第一附属医院

杨　冬　复旦大学附属中山医院

吴月清　天津医科大学总医院

吴昌归　空军军医大学西京医院

邱　晨　暨南大学第二临床医学院（深圳市人民医院）

邱忠民　同济大学附属同济医院

沈华浩　浙江大学医学院附属第二医院

宋颖芳　联勤保障部队第 900 医院（南京军区福州总医院）

张　旻　上海交通大学附属第一人民医院

张清玲　广州呼吸健康研究院

陈　敏　广东医科大学附属医院

编者

陈志华　浙江大学医学院附属第二医院
林江涛　中日友好医院
金美玲　复旦大学附属中山医院
周　新　上海交通大学附属第一人民医院
赵丽敏　河南省人民医院
赵海金　南方医科大学南方医院
胡　艳　北京大学第一医院
姜淑娟　山东省立医院
莫碧文　桂林医学院附属医院
郭禹标　中山大学附属第一医院
唐华平　青岛市市立医院
黄　茂　南京医科大学第一附属医院（江苏省人民医院）
黄华琼　浙江大学医学院附属第二医院
黄克武　首都医科大学附属北京朝阳医院
黄奕江　海南省人民医院
常　春　北京大学第三医院
董　亮　山东大学齐鲁医院
韩　伟　青岛市市立医院
程　哲　郑州大学附属第一医院
程晓明　陆军军医大学第二附属医院（重庆市新桥医院）
谢　华　北部战区总医院（沈阳军区总医院）
谢　敏　华中科技大学同济医学院附属同济医院
赖克方　广州呼吸健康研究院
甄国华　华中科技大学同济医学院附属同济医院
雷　伟　苏州大学附属第一医院
蔡绍曦　南方医科大学南方医院
霍建民　哈尔滨医科大学附属第一医院
戴元荣　温州医科大学附属第二医院、育英儿童医院

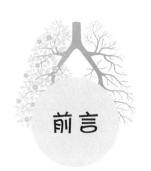

前言

　　哮喘是一种慢性气道炎症性疾病，发病年龄可以是儿童也可以是老人。哮喘疾病在临床上表现轻重不一，平时表现很轻的患者可以在短时内突然严重发作，甚至威胁生命，也可以表现为慢性有持续症状的重度哮喘。哮喘像糖尿病、高血压一样是一种目前还不能够根治的慢性疾病，但它也是一种可防可治的疾病。在医生指导下，绝大多数哮喘患者经过规范的治疗可以得到临床控制，能够像正常人一样生活、学习、工作以及运动。

　　我国很多患者都不知道哮喘是一种慢性气道炎症性疾病，往往在哮喘发作时用药物治疗，在哮喘缓解后就停用药物，造成哮喘长期控制状况不佳，反复急性发作，因此，哮喘患者治疗依从性差和自我管理能力差。

　　为了提高哮喘患者自我管理的能力，加强哮喘患者的健康教育，中华医学会呼吸内科分会哮喘学组和中国医师协会呼吸内科医师分会哮喘和变态反应工作委员会组织全体成员和相关专家编写了本书，用于指导哮喘患者开展积极有效的自我管理。

　　本书的主要内容包括哮喘自我管理的目标和意义、自我管理的内容和工具、哮喘发作先兆的识别及初步处理、重度哮喘的自我管理内容、哮喘的预防以及常见问题解答。患者通过本书学习，可以了解哮喘最新的防治知识，提高用药依从性，采取规范化防治措施，从而达到良好的哮喘控制水平和预防哮喘急性发作。

　　由于本书编写的时间较短，参与编写的人员较多，书中难免会有疏漏之处，敬请读者批评指正。

中华医学会呼吸病学分会哮喘学组组长　　周新

中国医师协会呼吸内科医师分会哮喘与变态反应　　沈华浩
工作委员会主任委员

2018 年 12 月

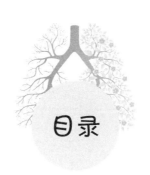

目录

第三章　哮喘患者自我管理的健康教育　　　035

第四章　哮喘自我管理的工具　　　047

第七章　哮喘的预防　　　　　　　　　084

第八章　其他常见问题　　　　　　　　096

目录

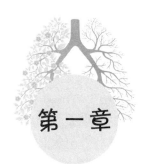

第一章

哮喘自我管理的目标和意义

1. 哮喘患者自我管理的目标是什么

哮喘患者自我管理的目标包括两个方面：①达到良好的哮喘控制水平（哮喘控制问卷 ACT 评分≥20分），并维持日常的活动；②最大程度的减少哮喘发作、肺功能不可逆损害以及减少使用药物的相关不良反应。在基于哮喘控制水平的治疗和管理策略中，评估哮喘病情、调整药物治疗和监测治疗情况，形成一个持续的循环过程。在选择治疗方案和监测治疗反应时，应兼顾哮喘控制的两个方面，即哮喘症状控制和减少未来发作的风险，以达到哮喘的"整体控制"。虽然说哮喘不能根治，但是通过规范化的治疗以及哮喘患者的自我管理，绝大多数哮喘患者是能够达到以上目标的。

（周新）

2. 哮喘患者自我管理有什么意义

哮喘是一种慢性气道炎症疾病，就像糖尿病、高血压一样是一种目前还不能根治的慢性疾病。哮喘需要在医生指导下坚持长期治疗，经过规范的治疗，哮喘患者可以像正常人一样生活、学习、工作以及运动。哮喘患者长期控制状况不佳，除了少数患者的哮喘发病机制比较复杂以外，与哮喘患者治疗依从性差和自我管理能力差有关。国内外大量研究证实，哮喘通常隐匿进展，多数哮喘患者的急性发作是可以预防的。近半数患者呼吸困难加重的感受度较差、哮喘急性发作处理不当，患者对药物治疗的依从性过低，导致哮喘未控制，因急性发作而频繁就医、甚至住院。若哮喘反复发作，病情逐渐加重，严重影响到患者肺功能，预后就较差。

规范化哮喘自我管理对于哮喘的控制与防治急性发作是非常重要的，加强哮喘患者的健康教育,指导患者开展有效的自我管理具有三方面意义:①改善患者肺功能,减轻患者气道炎症,改善哮喘控制水平提高治疗效果,改善患者生活质量,降低个人经济负担;②减少所有急性事件的发生,包括急性发作、住院等;③增加患者的依从性。哮喘患者自我管理的规范化尤其适用于平时有慢性咳嗽、气喘症状、经常要用平喘药物缓解症状、肺功能未正常、曾因哮喘发作而急诊就医、对疾病严重程度缺乏认知的患者。

（周新）

3. 全球和我国有多少哮喘患者

哮喘发病的危险因素分为宿主因素(遗传因素)和环境因素两个方面。

支气管哮喘是一种世界性疾病,无地域和种族的局限性,男女以及任何年龄段均可发病。美国哮喘患病率从 2001 年的 7.3% 上升至 2010 年的 8.4%；加拿大安大略省哮喘患病率自 1996 年的 8.5% 上升至 2005 年的 13.3%；我国 1990 年和 2000 年的两次大规模儿童哮喘患病率调查发现,儿童哮喘患病率由 0.91% 上升到 1.54%。据估计,目前全球约有 3 亿人罹患哮喘,我国约有 3000 万患者。世界各地哮喘患病率流行病学调查结果不等,儿童哮喘患病率 3.3%~29%,成人哮喘患病率 1.2%~25.5%。

我国现有成人流行病学调查结果显示:哮喘患病率地区差异在 0.31%~3.38% 之间不等,其中青海、深圳和云南哮喘患病率较低,辽宁、北京和海南等地患病率较高,如表 1-1 所示。为全面了解我国各地区哮喘患病情况和相关危险因素,2010—2011 年中国哮喘联盟采用多阶段分层整群随机抽样方法,对北京、上海、江苏、广东、辽宁、河南、陕西和四川 8 个省 / 市开展了全国哮喘患病率和相关危险因素流行病学调查(简称 CARE 研究)(表 1-1),结果显示我国 14 岁以上青少年及成年人哮喘总体患病率为 1.24%。这项调查填补了全国范围内大样本成人哮喘流行病学调查资料的空白,为制定合理防治措施提供了科学依据。

表 1-1　我国各地区成人哮喘患病情况

年份	研究者	地区	样本量	患病率（%）
2005	傅应云,等	深圳	6248	0.64
2010	钱娟娟,等	上海市宝山区	4956	1.81

续表

年份	研究者	地区	样本量	患病率（%）
1999	陈萍,等	辽宁省	116 276	1.39
1999	唐秦秦,等	广东省	71 867	0.94
2003—2007	丁逸鹏,等	海南省	13 050	3.38
2005—2006	赵芝焕,等	云南省	89 525	0.92
2003	张守贞	山东枣庄市	7687	0.90
2009	刘同赏,等	山东青岛市	6026	3.12
2000	王国斌,等	河南省	65 033	1.05
2006—2007	高芬,等	青海省	27 851	0.31
2010—2011	CARE 研究	8 个省市	164 215	1.24

（林江涛）

4．哮喘的危害有哪些

对于哮喘是否需要治疗,患者存在很多误区:如有的患者在医师诊断哮喘后,常常认为哮喘仅仅是遇到特殊环境才发作,避免就可自愈,从而忽略治疗;也有患者认为已经用药了,随着自觉胸闷或气喘等哮喘症状好转就马上停药;甚至有些患者认为吸入的是激素,担心激素的副作用,而拒绝吸入用药,忽略了哮喘急性发作的风险和反复发作的危害。

哮喘是支气管慢性炎症性疾病,儿童哮喘的病因主要是各种不同过敏原导致的过敏;成人哮喘的病因除了过敏外,还有空气污染、职业环境等其他原因。当哮喘慢性气道炎症未控制,患者易出现反复哮喘发作,甚至是哮喘严重发作,并发呼吸衰竭。

呼吸道病毒感染易引起呼吸道的高反应性,当哮喘患者支气管慢性炎症未控制时,呼吸道病毒感染导致的气道高反应性就会引起哮喘患者在原有的哮喘气道炎症基础上雪上加霜,从而加重哮喘症状,或使哮喘症状失去控制。

哮喘急性发作未能及时控制时,易出现合并症,如并发气胸、纵隔气肿、水电解质平衡失调、黏液痰栓形成阻塞气道致肺不张,对于同时患有其他疾病的哮喘患者,特别是原有冠心病、高血压、糖尿病的老年患者在哮喘急性发作时也可导致原有疾病的加重,甚至出现心律失常、猝死。

哮喘因反复急性发作需要静滴激素或长期口服激素可导致激素相关的副作用,如糖尿病、骨质疏松等。

哮喘气道炎症未控制,即慢性哮喘可出现哮喘的反复发作,易导致气道重塑,表现为慢性哮喘病患者的支气管壁较正常人增厚(正常人平均 $7\mu m$,而哮喘患者平均为 $17\mu m$)。这种气道重塑是慢性哮喘患者(特别是重度慢性哮喘)长期反复发作后导致的一种不可逆性的病理学改变,包括:基底膜的假性增厚、细胞外基质的改变、黏液腺肥厚、平滑肌增生肥大、黏膜下支气管壁增厚等,从而引起气道功能的衰退和老化、肺功能下降。

《支气管哮喘急性发作评估及处理中国专家共识》(2017 版)中提出,哮喘急性加重预后不良的高风险因素包括:①有需要气管插管及机械通气的致死性哮喘发作病史。②既往一年中曾因哮喘住院治疗或急诊就诊。③目前正应用或刚停用口服糖皮质激素。④目前未应用吸入激素。⑤过度应用短效 β 受体激动剂,特别是每月沙丁胺醇应用气雾剂 >1 支。⑥有精神心理疾病病史。⑦用药依从性差。⑧食物过敏。从上述 8 点我们可以了解到哪些情况是哮喘急性发作的高危因素,在平时加强哮喘的治疗和管理,控制哮喘的慢性气道炎症,从而减少哮喘反复急性发作,达到哮喘患者的临床缓解。

（蔡绍曦）

5. 什么是哮喘全球防治创议

《全球哮喘防治创议》(the Global Initiative For Asthma,GINA)是一项关于哮喘处理和预防策略的综合性计划。GINA 自 1993 年由美国国立心肺血液研究所与世界卫生组织合作起草,2002 年起每年进行内容更新。它的内容主要包括哮喘的诊断、控制情况评估、治疗目标及方案、急性加重期的管理、哮喘 - 慢性阻塞性肺疾病重叠综合征的诊断、5 岁以内儿童哮喘的诊断和管理以及哮喘的预防等。GINA 的主要目标是提高对哮喘这一全球性的公共卫生问题的认识,为哮喘诊断和治疗提供关键性建议,提高哮喘患者的生活质量。

（沈华浩）

6. 哮喘为何需要长期治疗

哮喘是由于人体存在的一些内源性因素（遗传、过敏、气道高反应等）与环境中某些因素（病毒、烟雾、花粉、运动、大气气温及湿度变化等）相互作用引起的，常见症状为咳嗽、胸闷、气短和喘息等。哮喘是一类无法治愈的慢性病，它的本质是呼吸道的慢性炎症。长期、稳定地使用抗哮喘药物可以消除哮喘症状、保护肺功能，从而较好地控制这种慢性炎症。对于大多数哮喘患者而言，通过长期治疗，可以像正常人一样工作和生活。

（王长征）

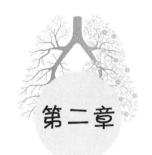

第二章

哮喘自我管理

1. 哮喘患者应该了解哪些自我管理的相关知识

哮喘自我管理的相关知识与技能主要包括三个方面。

（1）哮喘的一些基本知识。患者应认识到哮喘是一种可治疗的慢性疾病，需要长期规范管理；哮喘主要是气道炎症疾病，治疗方式主要是吸入治疗，而吸入糖皮质激素（ICS）是哮喘的主要治疗药物；患者要知道哪些变应原或触发因素是引发自己哮喘发作的诱发因素，并避免或尽可能减少接触这些诱发因素；知道哮喘的一些典型症状与体征，如反复发作的喘息、气急、胸闷或咳嗽等症状，常在夜间和（或）清晨发作、加剧，发作时自己可以听到肺部有喘息声，多数患者可自行缓解或经治疗后缓解；知晓通过合理治疗与管理，可以控制哮喘症状，避免急性发作，部分可达到临床治愈，但如果不规范治疗或依从性差，哮喘反复发作，病情逐渐加重；哮喘作为慢性疾病，需要长期规范化治疗，哮喘患者要依从医嘱的具体方案，主动参与哮喘的控制和管理；掌握正确的药物吸入方法，特别是干粉吸入剂、定量气雾剂、储雾罐、雾化器等吸入装置；理解定期随访的重要性。

（2）哮喘自我管理的工具。哮喘自我管理的工具包括哮喘控制测试（ACT）评分表、峰流仪、哮喘日记及书面哮喘行动计划。患者应知晓哮喘控制测试（ACT）评分表，使用峰流仪每日进行呼气峰流速值（PEF）的监测，记录哮喘日记及执行书面哮喘行动计划，自觉进行哮喘的自我管理。

（3）哮喘急性发作先兆的识别和处理。多数哮喘急性发作前都有不同程度的前驱症状和表现，及时发现哮喘急性发作的先兆表现，并采取相应处理措施，可以减少严重的哮喘急性发作。对于哮喘急性发作先兆的识别，有两种方法进行判断：一种是依据症状，比如哮喘急性发作的先兆症状：咳嗽、胸闷、气促等；第二种方法是依据 PEF 监测结果，如果患者的 PEF 值在近期内下降至正常预计值或个人最佳值的 60%~80% 或更低，需要警惕近期急性发作的风险。出现哮喘急性发作先兆的自我处理方案：①使用速效 β_2 受体激动剂

（SABA）1~2喷，必要时可每隔4~8小时吸入一次，但24小时内最多不宜超过8喷；布地奈德/福莫特罗作为缓解用药使用可减少严重急性发作风险，当出现哮喘急性发作先兆症状时，可增加布地奈德/福莫特罗（160/4.5µg）1~2吸缓解症状，每日最大剂量一般不超过6吸。②增加控制药物：当使用缓解药物后仍有症状，PEF不能恢复至正常预计值或个人最佳值，需要增加控制药物，如增加ICS的剂量，或增加其他的控制药物。③加用口服激素和就医：当采用以上措施，症状仍继续加重时，可加用口服激素，如泼尼松片0.5~1.0mg/kg，并及时到医疗机构就医。

（黄克武）

2. 为什么诊断哮喘需做肺功能检查

　　肺功能检查是呼吸系统疾病的重要检查之一（图1）。患者按照指令呼吸，肺功能仪（图2）分析检测的结果包括通气功能、换气功能、呼吸调节功能及肺循环功能等。肺功能检查可以早期检出气道和肺的病变，提示病变发生的部位及可能的原因，评估疾病的严重程度，判断药物或其他治疗方法的疗效，以及评估患者对手术的耐受力等。与X线胸片、CT等检查相比，肺功能检查更侧重于了解肺的功能性的状况。肺功能检查对身体没有伤害，无痛苦和不适。该检查的指标亦可重复检测，前后对照比较，判断其动态变化。

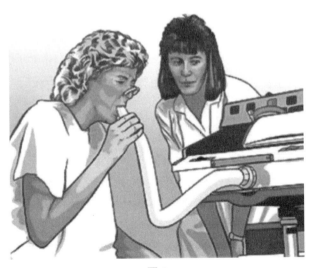

图1

哮喘的诊断需要做肺功能检查，主要理由如下：

首先，肺功能检查有助于哮喘的诊断。例如，哮喘确诊的客观指标为"可变性气流受限"，需符合其中的一条方可诊断，包括支气管舒张试验阳性；支气管激发试验阳性；呼气流量峰值（expiratory peak velocity，PEF）平均每日昼夜变异率 >10%，或 PEF 周变异率 >20%；而上述这些指标需要通过肺功能检查才能得到。尤其是对于一些症状不典型（如慢性咳嗽尤其是夜间咳嗽、但无明显喘息）的患者，进行相关肺功能检查有助于确诊哮喘。

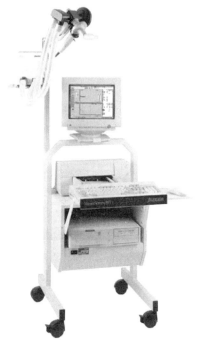

图2

其次，肺功能检查有助于哮喘的鉴别诊断。除了哮喘之外，还有很多种疾病可以引起喘息的症状，常见的有慢性阻塞性肺疾病、左心衰、各种原因引起的气道阻塞等；而这些疾病的治疗又各不相同，因此准确地做出鉴别诊断尤为重要。

此外，肺功能检查有助于评估哮喘的严重程度，以制定适合的治疗方案。哮喘患者往往根据自身症状及用药次数来判断病情，主观的成分较多。肺功能检测如第一秒用力肺活量（forced expiratory volume in one second，FEV_1）和 PEF 等有助于客观评估哮喘控制状态。PEF 还可以通过峰速仪（图3）测定，设备简单，价格便宜，操作方便，患者在家就能自己检测，因此可作为哮喘自我监测的工具。

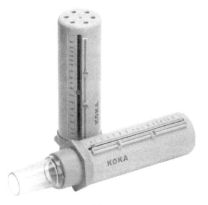

图3

最后，肺功能检查还有助于评估治疗的效果。哮喘是一种慢性病，需要长期监测肺功能，医生可根据治疗后肺功能及病情变化的情况，判断疗效及调整治疗方案。

（黄茂）

3. 哮喘的肺功能检查有哪些内容

哮喘常用的肺功能检查包括通气功能检测、支气管舒张试验（bronchial dilation test，BDT）、支气管激发试验（bronchial provocation test，BPT）、呼气峰流速（expiratory peak velocity，PEF）及其变异率测定等。

（1）通气功能检测：通气功能也是一个动态指标。哮喘发作时的通气功能改变以阻塞性为主，因此与其相关的指标均显著下降。其中最常用的有两项：①第一秒用力肺活量（forced expiratory volume in onesecond，FEV_1）是指先尽量深吸气，直到不能再吸进气体后迅速用力地呼气，在第一秒呼出的气体量称 FEV_1；②最大呼气流速（peak expiratory flow，PEF），是指上述呼气过程中气体的最大流速。哮喘发作时还会有肺容量指标的改变，主要可见用力肺活量减少，残气量和肺总量增加，残气量占肺总量百分比增高。如果患者处于缓解期，上述通气功能指标可全部或部分恢复，即具有可逆性。但是病变迁延、反复发作者，其通气功能逐渐下降，变为不完全可逆。

（2）支气管激发试验：用来判断气道的反应性。患者吸入激发剂后再测定肺功能，常用吸入激发剂有乙酰甲胆碱和组胺，其他激发剂还包括变应原、甘露糖醇、高渗盐水等；也有用物理激发因素如运动、冷空气等作为激发剂。哮喘患者吸入激发剂后其通气功能下降、气道阻力增加，如 FEV_1 下降≥20%，可诊断为激发试验阳性。临床医生通过相应公式，计算使 FEV_1 下降20%的吸入药物剂量或浓度，可对气道反应性增高的程度作出定量判断。但必须注意的是，激发试验可能会引起哮喘急性发作，有一定风险，适用于非哮喘发作期、FEV_1 在正常预计值 70% 以上的患者。

（3）支气管舒张试验：用来测定气道的可逆性。先测定气道的通气功能（FEV_1），然后吸入支气管舒张剂，再测定气道的通气功能（FEV_1）。常用的吸入型的支气管舒张剂有沙丁胺醇、特布他林等。使用支气管舒张剂后的 FEV_1 较用药前增加 >12%，且其绝对值增加 >200ml 为舒张试验阳性。

（4）呼气峰流速及其变异率测定：PEF 可反映气道通气功能的变化。哮喘发作时 PEF 下降。由于哮喘通气功能有时间节律变化的特点，监测 PEF 白天和夜间的变异率有助于哮喘的诊断和病情评估。平均每日 PEF 变化情况（公式 1）>10%，或每周 PEF 变化情况（公式 2）>20%，即为检查阳性，提示存在可逆性的气流改变。

公式 1：平均每日昼夜变异率 = 每日 PEF 昼夜变异率之和（连续 7 天）/7×100%

公示 2：PEF 周变异率 =（2 周内最高 PEF 值 - 最低 PEF 值）/（2 周内最高

PEF 值＋最低 PEF）×1/2×100%

上述肺功能的检测内容,有助于确诊哮喘、评估哮喘控制状态、选择和调整用药方案。

（黄茂）

4. 哮喘诊断中怎样使用峰流速仪

峰流速仪（微型峰流速仪）主要是用来测定呼气峰流量的。

呼气峰流量（PEF）是指用力肺活量测定过程中呼气流速最快时的瞬间流量,又称最大呼气流量,主要反映气道有无阻塞,是反映呼气流量的常用指标。PEF 可用常规肺功能仪测定,但更常用的则是用峰流速仪测定。峰流速仪结构简单、操作方便、价格便宜,哮喘患者可以随身携带并可连续测定 PEF 值,由此推算 PEF 变异率,是哮喘患者自我监测病情的一种简便方法。

（1）峰流速仪简介:峰流速仪种类繁多,有机械型（图4）和电子型（图5）。

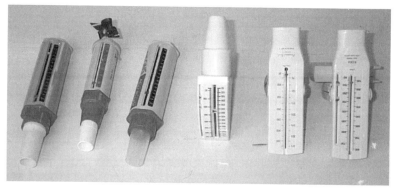

图4

机械型峰流速仪其构件包括接口、活塞、弹簧、游码、读数尺等,常用的品牌有 Wright、Assess、MicroMedical、Vitalograph 等;电子型峰流速仪操作更简单,可以保存 PEF 检测数据,自动计算 PEF 变异率,并可与互联网连接,更加有利于哮喘患者的监测管理。

（2）如何使用峰流速仪:以机械型为例（图6）。

1）水平位手持峰流速仪,用手指轻轻将游标上的箭头放在"零位"处,并注意手指不要阻挡游标移动。

2）采用站立位或坐位（推荐站立位）,快速地用力吸足一口气直至无法

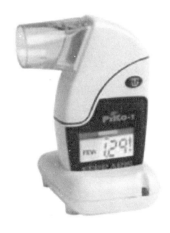
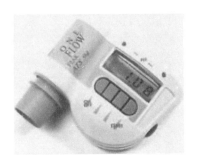

图 5

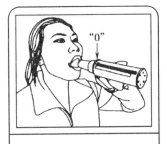

① 将指针拨到"0"的位置

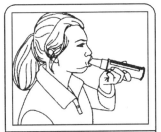

② 深吸气后将峰流速仪放入口中

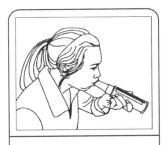

③ 口唇包紧口含器,用力呼气

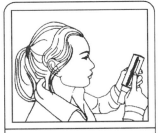

④ 读取数值,将指针拨回至"0"的位置(重复三次,记录最高值)

图 6

再吸气,迅速用嘴唇包紧接口部(注意舌头不要堵住接口部,嘴唇四周不要漏气)。然后,用最大力气和最快速度将肺内气体呼出。整个呼气过程可在 1 秒内完成,要连续,不要中断。

3）结束后将峰流速仪水平手持，读取游标箭头所指的刻度，此值就是患者的 PEF 值。

4）将游标上的箭头放再放回至"零位"处，按上述方法再重复测量 2 次。把 3 次中最高的 PEF 值记录下来。

（3）峰流速仪测定的指标：指标包括 PEF 值和 PEF 变异率。

1）PEF 值：PEF 检查后以其所测得的最高值与正常预计值（图 7）或个人最佳值比较。PEF 的个人最佳值是指哮喘患者病情控制两周以上，没有任何哮喘症状，患者自我感觉良好的情况下，认真测量 PEF 两周所取得的最高 PEF 值。由于部分哮喘患者存在气道重塑等原因，肺功能不能完全恢复正常，呼气峰流量监测时用 PEF 实测值与个人最佳值比较比其与正常预计值比较更具有临床实用价值。

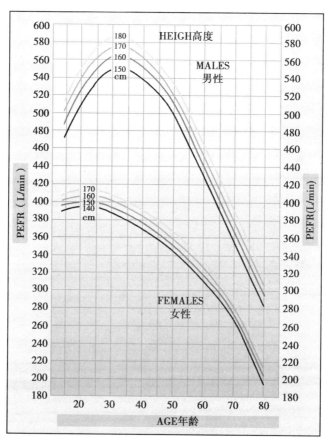

图 7 成人正常呼气峰流量预计值

2）PEF 变异率：测定方法同上，但是需在固定时间连续多次测定，并运用公式计算。PEF 如果采用 4 次检查法,即每天早晨、中午、傍晚、夜间共 4 次定时测 PEF 值(常用时间点为 6:00,12:00,18:00,24:00),此法精确但较繁琐;我们推荐患者采用昼夜检查法,即每日清晨及傍晚各一次(如 6:00 和 18:00 或起床后与入睡前)定时测定 PEF,此法简便易行,对日常生活及工作影响小,患者易于接受和长期坚持。

PEF 日变异率计算方法:根据以下公式先计算出 PEF 日变异率。然后将每天的日变异率相加除以监测天数(最少 7 天)以计算出 PEF 平均变异率。

$$PEF\ 日变异率 = \frac{日内\ PEF\ 最高值 - 日内\ PEF\ 最低值}{(日内\ PEF\ 最高值 + 日内\ PEF\ 最低值) \times 1/2} \times 100\%$$

哮喘患者可以在医生指导下将每次所测得的 PEF 值记录在表格中,或记录于以时间为横坐标,以 PEF 值为纵坐标的 X-Y 坐标图,然后将各 PEF 值连接在一起得到 PEF 随时间变化的曲线(图 8)。这样,对哮喘病情观察非常直观。图 8 结果显示,PEF 值逐渐上升,PEF 变异率逐渐降低,提示病情趋于控制。

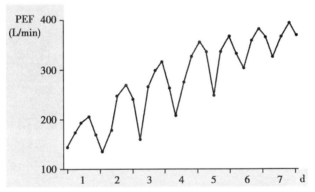

图 8　某哮喘患者 1 周内 PEF 变化情况(4 次检查法)

(4)峰流速仪测定结果判断及临床意义:PEF 实测值与个人最佳值进行比较,可作为判断哮喘病情的观察指标及指导哮喘治疗的参考。为了指导哮喘患者的家庭监督和管理,仿照交通灯体系将所测 PEF 值分成 3 个区域:

1)绿区:PEF 实测值为 80%~100% 的个人最佳值,预示着安全,对长期用药者,持续在此范围可考虑减药。

2)黄区:PEF 实测值为 50%~80% 个人最佳值,提示警告,有哮喘急性发作可能,应加强治疗。

3)红区:PEF 实测值 <50% 个人最佳值,为危险信号,应立即积极就医治疗或住院治疗。

PEF 变异率因测定时间、测定次数和计算方法不同而异。如果每日测定两次(即昼夜检查法),正常成人 PEF 变异率小于 10% 或儿童 PEF 变异率小于 13%。

临床上常将 PEF 实测值与个人最佳值比值和 PEF 日变异率二者联合用于哮喘病情监测的分区管理,更有助于患者的病情评估及疗效指导(表 2-1)。

表 2-1　哮喘分区管理

	个人最佳值	日间变异率	提示	治疗指导
绿区	80%~100%	>20%	安全区	常规用药
黄区	50%~80%	20%~30%	警告区	加强用药
红区	<50%	>30%	危险区	立即就医

(5)峰流速仪检查的适应证和禁忌证

1)适应证:哮喘患者自己使用,主要是为了判断哮喘病情、疗效。

2)禁忌证

绝对禁忌证:大咯血停止未超过 2 周者;有重要脏器功能衰竭者;支气管胸膜瘘、气胸及气管切开未封闭者。

相对禁忌证:重度肺气肿、肺大疱、肺心病急性发作期、哮喘发作期、各种急性呼吸道感染期和支气管镜检查(特别是活检)后,后者 3~5 天后可行 PEF 检查。

(6)使用峰流速仪注意事项

1)PEF 的监测需要方法规范、连续、重复测量,以保证数据的准确性。

2)每次最好采用同样的体位,使用同一个峰流速仪进行测定以减少误差。

3)不会自行进行公式计算 PEF 变异率的患者,可以将每日 PEF 值记录下来然后就医,寻求哮喘专科医生的帮助。

4)与主诊医生保持密切联系,不断纠正使用方法、正确理解测定值的意义。

5)采用峰流速仪测定 PEF 及其变异率只是哮喘病情监测中的一种辅助方法,临床上仍需要结合患者的病史、临床表现及其他辅助检查进行综合判断。

（戴元荣）

5. 为什么要做呼出气一氧化氮（FeNO）检测

呼出气一氧化氮（FeNO）检测是指通过专门的仪器(如瑞典的 NIOX 和国产的库伦纳检测仪),在平静呼吸状态下测定呼出气中的一氧化氮浓度或分压,通常用百万分之一表示(ppb)。大多数哮喘的发病机制与 Th2 免疫反应有关,而 Th2 细胞因子可以激活气道一氧化氮合成酶的表达,产生高水平的一氧化氮。哮喘是一种慢性气道炎症性疾病,FeNO 可以反映气道炎症的类型和水平,特别是和嗜酸粒细胞性炎症关系密切。在临床上通过 FeNO 检测,可以①协助哮喘的诊断,FeNO 增高提示嗜酸粒细胞性哮喘,以及有嗜酸粒细胞增高的其他疾病如过敏性鼻炎、嗜酸粒细胞气管炎。因为哮喘还存在非嗜酸粒细胞性炎症的类型,因此 FeNO 不增高也不能排除哮喘;②预测治疗反应性:FeNO 主要反映气道嗜酸粒细胞性炎症的水平,而这种类型对吸入性糖皮质激素(ICS)反应性较好,因此 FeNO 可以预测哮喘患者对 ICS 或 ICS/LABA 的反应性,帮助医生正确选择药物;③反映哮喘的控制水平:定期监测 FeNO 水平,结合 ACT、PEF 等指标,可以反映哮喘的控制水平。FeNO 异常增高,通常原因有 ICS 治疗剂量不足或存在激素抵抗,患者自行减量或停药,合并过敏性鼻炎。部分患者上呼吸道感染期间也可出现 FeNO 增高。FeNO 持续增高可能预测哮喘急性发作。④指导哮喘的治疗:通过动态监测 FeNO 来指导哮喘的升降级治疗,即 ICS 剂量的增减,有可能获得更好的哮喘控制,同时避免盲目增加 ICS 剂量。

（刘春涛）

6. 什么是气道高反应性

自然界存在着各种各样的刺激物,如物理性刺激(冷空气等)、化学性刺激(如香烟、香水、二氧化硫、甲苯等)及生物性刺激(尘螨、花粉、动物皮毛等),当这些刺激物被吸入时,气道可出现不同程度的收缩反应,这种现象称为气道反应性(airway reactivity),是一种正常的生理反应。正常人对这种刺激反应程度相对较轻或无反应。某些人群(特别是哮喘患者),其气管、支气管异常敏感,对这些刺激表现出过强的反应,则称为气道高反应性(airway hyperreactivity,或 airway hyperresponsiveness,AHR)。就好比张三有哮喘,李四是健康人,两人看到一束花很漂亮,此时张三闻后觉得喘不过气,李四只觉得花很香。原因是张三气道处于高反应状态,花粉吸入或气味的刺激使得他的气道收缩、变窄,导致他喘不上气来。

说到气道高反应性,就不得不提在人体气道上的平滑肌,其收缩可导致气道收缩、变窄,从而引起呼吸道症状。那什么原因造成有的人出现气道高反应呢,目前研究认为,多种机制参与气道高反应性的发生,如气道炎症、神经、遗

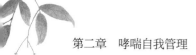

传及多种炎性细胞、介质等,而气道的非特异性慢性炎症是形成气道高反应性的最主要环节。多种细胞包括气道的炎性细胞和结构细胞(如嗜酸粒细胞、肥大细胞、T淋巴细胞、中性粒细胞、平滑肌细胞、气道上皮细胞等)和细胞组分参与哮喘的气道炎症,这种慢性炎症导致了气道高反应性。刺激物可通过刺激气道平滑肌细胞上的受体或感受器直接引起气道平滑肌的收缩,也可通过激活炎性细胞释放炎性介质而间接引起气道平滑肌的收缩,某些刺激因素则可通过神经传导通路使支气管平滑肌收缩进一步加剧。另外,哮喘患者的气道高反应性还受到遗传基因和遗传模式的控制,特应性体质患者在哮喘发病之前即可表现出气道高反应性。

气道高反应性可谓是哮喘患者发作的罪魁祸首,哮喘是一种气道变应性疾病,具有以下三个重要的病理生理特征:①气道高反应性;②气道慢性炎症;③气流可逆性阻塞。其中气道高反应性就是导致哮喘患者出现发作性喘息等哮喘症状的重要机制。哮喘患者气道对各种刺激物的敏感性为正常人气道的100~1000倍。但气道高反应性者并非都是哮喘患者,正常人或其他疾病患者也可能有气道高反应,不过哮喘患者的气道高反应性程度常较非哮喘的气道高反应性严重,且哮喘症状越严重者,在同一剂量刺激物作用下,其气道高反应性越强。同时,哮喘也是一种慢性气道炎症疾病,支气管激发试验是测定气道高反应性(AHR)最准确、最常用的临床检查。通过化学、物理、生物等人为刺激诱发气道平滑肌收缩,然后借助肺通气功能指标的改变来判断支气管缩窄程度的方法。通常以可以吸入激发剂后肺通气功能第一秒用力肺活量下降20%以上作为气道高反应性阳性的标准。达到阳性标准的激发深度越低,表明气道反应性越高。20世纪80年代以来,气道高反应性的检查方法得到了广泛的重视,已将之广泛应用于疾病研究和临床诊断,并趋向标准化和规范化。目前,无论《支气管哮喘防治指南》《咳嗽诊断与治疗指南》,还是《全球哮喘防治创议》都将支气管激发试验阳性作为哮喘的重要诊断条件之一。支气管激发试验除了可以协助哮喘诊断,同时因气道高反应性可在一定程度反映哮喘疾病严重程度,故可作为评估哮喘治疗的参考指标。此外,也有助于研究哮喘等疾病的发病机制。

（龚金如　赖克方）

7. 为何哮喘患者要像高血压患者量血压一样监测肺功能

从2015年美国胸科协会主席首次在世界肺功能日倡导"像量血压一样

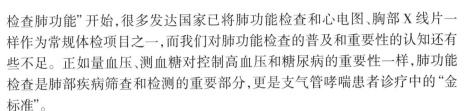

检查肺功能"开始,很多发达国家已将肺功能检查和心电图、胸部 X 线片一样作为常规体检项目之一,而我们对肺功能检查的普及和重要性的认知还有些不足。正如量血压、测血糖对控制高血压和糖尿病的重要性一样,肺功能检查是肺部疾病筛查和检测的重要部分,更是支气管哮喘患者诊疗中的"金标准"。

（1）支气管哮喘的诊断与肺功能检查:典型的哮喘患者可以表现为喘息、气短、胸闷、咳嗽等呼吸道症状,较容易的做出哮喘的诊断,对于临床表现不典型的患者,肺功能检查可提供必不可少的确诊依据。表现不典型患者需要借助肺功能检测及相关试验进行诊断:①支气管激发试验或运动激发试验阳性;②支气管舒张试验阳性:FEV_1 增加超过 12%,且 FEV_1 绝对值增加超过 200ml;③呼气流量峰值 PEF 日夜变异率至少连续 7 天超过 10%,或 2 周内周期变异率超过 20%,至少具备以上 1 项试验阳性的患者即可诊断了。

（2）支气管哮喘的诱发因素:支气管哮喘往往由环境刺激或受凉感冒后引发,接触尘螨等过敏原、烟雾异味、环境大气污染、肥胖、运动、精神紧张及过度疲劳等都可以诱发。

（3）哮喘患者肺功能监测指标:临床上用于诊断和评估哮喘患者肺通气功能有两个重要指标:FEV_1(一秒用力呼气容积)是指患者最大深吸气后做最大深呼气,第一秒呼出的气体容积;PEF(呼气流量峰值)是指用力肺活量测定过程中,呼气流量最快的瞬间流速。以上指标易于监测,能反映气道阻塞的严重程度,是客观评估哮喘病情的重要指标。

（4）肺功能监测在哮喘诊疗中的作用:哮喘患者肺功能可以自行或在药物治疗后恢复正常,简单称之为可逆性改变,因此定期监测肺功能可以让医生更好地了解您的哮喘控制情况,更加准确地选择合适的治疗药物,达到更好的治疗效果。

首先,确诊哮喘患者经过一段时间治疗进行自我监测,肺功未能恢复正常(或个体最佳值)是判断哮喘未能达到完全控制的一个关键指标,需要及时复诊,请医生帮助调整治疗方案。其次,肺功能监测值除了能为医生提供动态的哮喘病情评估以外,还能发现患者治疗过程中存在的小问题:比如某哮喘患者吸入药物治疗后复诊,主观感觉症状未有效控制,是盲目加大药物剂量还是寻找客观原因就尤为重要了,通过客观的肺功能检测,仔细追问可能发现其用药不规范、依从性差等系列问题引起,进行规范的示教工作后可能会取得较好的治疗效果。同时,肺功能可以客观的监测哮喘的病情变化和患者的治疗反应,很多患者不能正确的感知哮喘症状的加重,避免部分患者及医务人员对哮喘症状的严重低估,导致治疗不充分,帮助其识别早期症状,避免严重的乃至致死性的哮喘发作。除此之外,肺功能检查也有助于发现哮喘-慢阻肺重叠(ACO)等其他肺部疾病,尤其是有长期吸烟、反复咳痰气短、长期接触粉尘以及有家族遗传病史和肺部基础疾病的患者需要格外注意。

（5）哮喘患者肺功能监测时间及如何监测肺功能:既然肺功能的监测对于支气管哮喘患者如此重要,那么何时监测、如何监测肺功能便成为患者最想了解的问题。

1）哮喘患者应该何时监测肺功能？ 一旦哮喘确诊,肺功能被认为是评估未来风险、提供治疗依据最有效的指标:至少应在哮喘诊断时、开始控制治疗3~6月测量患者最佳的第一秒用力呼吸容积（FEV_1）和定期随访记录肺功能。大多数成年人应至少每1~2年测量肺功能,儿童及高风险患者频率应该更高,经验治疗的患者按照最新指南推荐的每1~3月监测评估肺功能为佳,严重的哮喘患者可根据临床过程及严重程度进行更加严密的监管。像量血压一样去监测肺功能,让肺功能变成呼吸健康的卫士!

2）哮喘患者如何自测肺功能？ 世界卫生组织（WHO）特别推荐哮喘患者使用便携式"微型峰流速仪"对肺功能进行自我监测,患者可以形象地了解病情变化。峰流速仪携带方便,操作简单,患者可以在家中自我监测PEF,根据结果调整药量。但PEF不能完全替代其他肺功能指标,可能高估或低估气流受限程度,因此需定期回医院完善肺通气功能监测。

总体来说,哮喘患者可以根据自身的情况选择到附近医院定期检测肺通气功能或者在家中购置简单的肺功能仪实时监测,充分利用好肺功能这一"试金石",定期带着检测记录去医院复查、随访,请医生制定更加完备的哮喘管理计划,才能享受更美好的更高质量的生活。

（姜淑娟）

8. 哮喘药物的分类

治疗哮喘的药物分为两大类,一类是控制药物,另一类是缓解药物。

（1）控制药物:即对因药物。由于哮喘是气道慢性炎症性疾病,这类药物具有抗炎作用,是针对哮喘疾病本身进行治疗的药物,用于控制哮喘病情,需要长期每天使用,因此十分重要,患者一定要按照医生的医嘱正确地、规范地用药,这样才能使自己的病情达到临床控制。

对因药物包括糖皮质激素、白三烯调节剂、抗IgE单克隆抗体等。其中糖皮质激素是最有效的控制哮喘气道炎症的药物,大部分患者使用的是吸入型的糖皮质激素(包括布地奈德、氟替卡松、丙酸倍氯米松等);另外有少数患者则需要口服或静脉使用激素(泼尼松、甲泼尼龙等)来控制病情。白三烯调节剂(孟鲁司特等)可减轻哮喘的炎症,减少肺功能的恶化,但作用比吸入糖皮质激素弱,通常用于轻度哮喘或者和其他药物联合使用。抗 IgE 单克隆抗体(奥马珠单抗)适用于哮喘常规治疗但控制不佳且血清 IgE 水平增高的过敏性哮喘患者。

(2)缓解药物:即对症药物,这类药物可以解除支气管痉挛,缓解哮喘的喘息、咳嗽症状。常用的对症药物有 β_2 受体激动剂(包括沙丁胺醇、特布他林、福莫特罗、沙美特罗等)、胆碱能受体阻滞剂、茶碱类等。

β_2 受体激动剂:此类药物较多,可舒张支气管,有些是短效的(即药效维持约 4~6 小时),有些是长效的(药效维持约 10~12 小时),有些是起效快的,有些是起效慢的。其中起效快速的(如沙丁胺醇),可迅速缓解哮喘发作症状,通常作为哮喘发作时的急救用药,建议患者要随时带在身边,以备不时之需。

胆碱能受体阻滞剂:可以舒张支气管,但作用较 β_2 受体激动剂弱,起效也较慢。有短效的抗胆碱能药物(异丙托溴铵)和长效的(噻托溴铵)。通常医生会根据病情判断是否需要使用。

茶碱类:包括氨茶碱、茶碱缓释片等。具有解痉平喘、抗炎作用,且价格低廉,可以和吸入型糖皮质激素联合使用。

(3)复合制剂:目前,治疗哮喘的药物多数是吸入型的,而且通常是以上两种药物的合剂,也就是控制药物(对因药物)+ 缓解药物(对症药物)的复合制剂,同时具备抗炎 + 平喘的作用,这样既方便患者使用,也更有利于哮喘的控制。此类复合制剂包括沙美特罗替卡松粉吸入剂、福莫特罗布地奈德粉吸入剂等,患者们可在医生指导下使用。

(邓静敏)

9. 哪些哮喘药物需要长期使用

治疗哮喘的药物中,控制药物,即对因药物,是需要长期使用。至于选择哪种药物、怎么用、用多久,则由医生根据病情来决定,患者需在医生指导下长期、规范地用药,不能随便停药、加药,以免影响哮喘的治疗,甚至加重病情。

常用的控制药物有:复合剂型的沙美特罗替卡松粉吸入剂、布地奈德福莫特罗粉吸入剂,单纯剂型的吸入型糖皮质激素(如氟替卡松、布地奈德、丙酸倍氯米松等),用于口服的白三烯调节剂(如孟鲁司特等),部分患者根据其病情还需注射抗 IgE 单克隆抗体（如奥马珠单抗）等。以上控制药物需要在医生指导下长期、规范使用。

（邓静敏）

10. 哮喘治疗为何首选吸入型药物

哮喘的用药包括静脉、口服和吸入三种方式。其中吸入给药是最佳的给药方式（图9、图10、图11）。

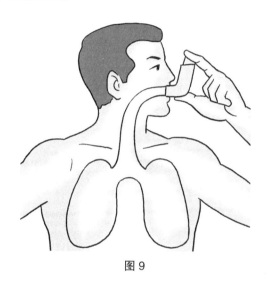

图 9

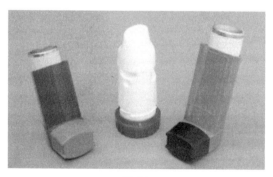

图 10

吸入疗法是指将药物以气雾或干粉等方式吸入呼吸道治疗疾病的方法。吸入疗法在治疗哮喘的多种给药途径中已经显示出了较大的优越性。

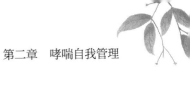

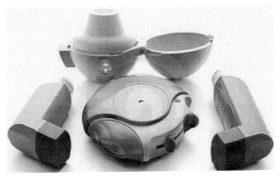

图 11

（1）局部浓度高,起效快。吸入的药物直接作用于气道,无须经过血液循环,即可迅速到达病变部位,某些平喘药物吸入后 3~5 分钟即可发挥平喘作用,因而起效快,可以快速扩张支气管及对抗气道炎症。

（2）用药量少,不良反应小。吸入药量仅为口服药量的 1/20~1/10,故药物引起的全身性不良反应明显少于口服给药,例如:吸入性糖皮质激素在推荐剂量内很少出现口服激素引起的全身性不良反应。不经过胃肠道,不受胃酸和消化酶的作用,无消化道不良反应;不经过肝脏代谢对肝脏无损害,进入血液中的药物少,对肾脏的毒性小。

（3）使用方便。吸入器体积小、轻巧、携带方便,避免了注射的疼痛和儿童服药困难,用药依从性好。

目前,哮喘常用的吸入疗法有 3 种:定量气雾剂吸入法（MDI）、干粉吸入法（DPI）、定量手控气雾加储雾罐吸入法（MDI+Spacer）。

（苏新明）

11. 哮喘吸入药物的种类有哪些

（1）哮喘的缓解药物:用于哮喘的急性发作时,迅速缓解哮喘症状（图12）。

短效 β_2 受体激动剂（SABA）:为治疗哮喘急性发作的首选药物。能松弛支气管周围紧缩的平滑肌,从而暂时扩张痉挛的呼吸道,可在 3~5 分钟内起效,药效持续约 4 个小时。

随身携带,随时使用:当出现哮喘症状时,需要使用快速缓解药物。因此,这类药物需随身携带,随时使用。缓解药物可用来预防运动诱发的哮喘,须遵医嘱在运动前 10~15 分钟使用。

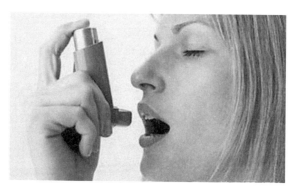

图 12

常用缓解药物：常用缓解药物有沙丁胺醇和特布他林。应按需间歇使用，不宜长期单一使用。主要不良反应有心悸、骨骼肌震颤、低钾血症等。

（2）哮喘的控制用药：用于哮喘的长期控制，以避免哮喘症状发生，需要每天 2 次固定剂量使用。

1）吸入性糖皮质激素（ICS）：能减少呼吸道炎症和黏液分泌，降低肺部对诱发因素的敏感性。需要坚持每天使用，当症状好转，不能自行停用或减量，而应咨询医生后调整药物剂量。

小提示：相比较于口服糖皮质激素，吸入性糖皮质激素局部抗炎作用强，全身不良反应少，已经成为目前哮喘长期治疗的首选用药。患者不必过分担心激素带来的副作用，吸入性药物单次吸入剂量小，并且局部作用于支气管，进入全身循环的量微乎其微，此外，在吸入药物后漱口即可避免较为常见的口腔副作用。

2）吸入长效 β_2 受体激动剂（LABA）：可松弛呼吸道长达 12 小时，一般不单独用于哮喘治疗，需要配合糖皮质激素使用，以有效控制哮喘。

3）吸入糖皮质激素 + 长效 β_2 受体激动剂（ICS+LABA）：两种药物在同一吸入装置中，既能减少呼吸道炎症，又能松弛呼吸道，使哮喘得到良好的控制。目前常用的 ICS+LABA 联合制剂有：氟替卡松 / 沙美特罗吸入干粉剂，布地奈德 / 福莫特罗吸入干粉剂。

（3）抗胆碱能药物：主要作用为舒张支气管，减少黏液分泌。但其舒张支气管的作用比 β_2 受体激动剂弱。分为短效抗胆碱能药（SAMA，维持 4~6 小时）和长效抗胆碱能药（LAMA，维持 24 小时）两种。

1）短效抗胆碱能药（SAMA）：常用的药物为异丙托溴铵，主要用于哮喘急性发作的治疗，多与 β_2 受体激动剂联合应用。

2）长效抗胆碱能药（LAMA）：常用药物有噻托溴铵吸入干粉或气雾剂，持续时间可达 24 小时，LAMA 主要用于哮喘合并慢阻肺以及慢阻肺患者的长期治疗。

（苏新明）

12. 都宝的正确吸入方式

第一步:旋松并将盖拔出。

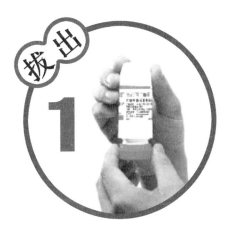

第二步:垂直拿药瓶旋转底座,旋转至不能再转时原路返回,当听到咔嗒一声时,表明药物已经装好。

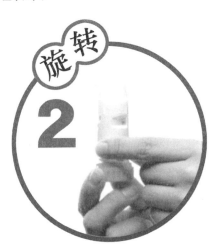

第三步:先呼一口气,将气呼尽后,将吸嘴放入口中,双唇包住吸嘴,用力吸气,然后将装置从口中拿出。

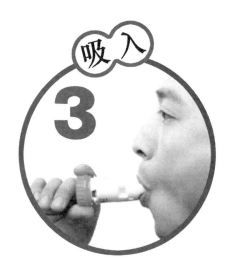

第四步：屏气 10 秒钟后缓缓呼气。

第五步：吸药后注意漱口。

注意：急性发作，PEF 很低（低于 180）的患者吸不动此装置。

（汤葳）

13. 准纳器的正确吸入方式

第一步：用一手握住外壳，用另外一手的大拇指放在拇指柄上，向外推动拇指直至完全打开准纳器。

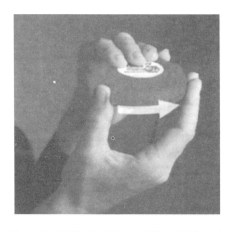

第二步：吸嘴对着自己，握着准纳器向外推动滑竿，直至发出咔嗒声，表明

准纳器已经做好吸药的准备,此时药物读数减少一个数(倒计数)。

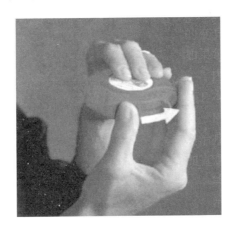

第三步:先呼一口气,将气呼尽,然后将吸嘴放入口中,深而平稳地从准纳器吸入药物,然后将准纳器从口中拿出。

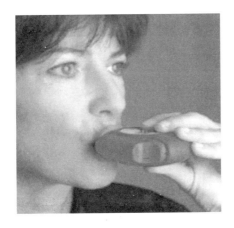

第四步:屏气10秒钟后缓缓呼气。

第五步:吸药后注意漱口。

准纳器的特点是:低吸气阻力,适合4岁以上患者,密封包装,有准确计数,输出剂量稳定,加入乳糖,吸药后患者有感觉。

注意:吸嘴对准咽部,头略仰起,将气道拉直后吸入效果更佳;急性发作,PEF很低(低于150)的患者吸不动此装置。

（汤葳）

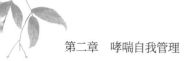

14. 手钦式气雾剂的正确吸入方式

第一步:将盖打开。

第二步:用力摇匀药物。

第三步:先呼一口气,将气呼尽。

第四步:然后做深而慢地吸气,吸气同时,按压气雾剂。

第五步:吸完药物后屏气10秒。

第六步:吸药后注意漱口至咽部(避免残留在口中的药物引起口咽部局部的溃疡及声音嘶哑等副作用)。

注意:按压气雾剂时一定与吸气要同步。

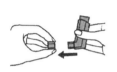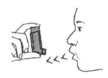

(汤葳)

15. 吸乐的正确吸入方式

(1)放药

1)打开防尘帽和吸嘴。

2)从包装中取出一粒胶囊,放于中央室。

3)合上吸嘴直至听到一"咔嗒"声。

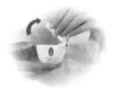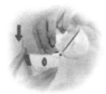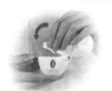

掀开防尘罩和吸嘴　　将胶囊放入胶囊腔　　合上吸嘴并听到咔嗒声

（2）按压和吸入

1）将刺孔按钮完全按下一次，然后松开。

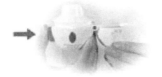

完全按压按钮一次，
然后松开按钮

2）尽量深呼吸，注意不要对着吸嘴呼气，然后用嘴唇紧紧含住吸嘴，缓慢地、平稳地深吸气。其速率应足以听到胶囊振动。

3）打开吸嘴，倒出用过胶囊，关闭吸嘴和防尘帽保存。

 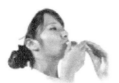 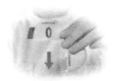

尽量吐气，但不要
对着装置吸嘴吐气

紧紧含住吸嘴缓慢
深吸气

嘴中取出装置屏住
呼吸10秒（可以重
复吸入一次）

打开吸嘴，倒出胶
囊壳，关闭吸嘴和
防尘帽保存

（3）其他注意事项

1）每次使用后，拆下含口器并以温水冲洗，自然干燥，不用时将护盖盖好；

2）注意不要对着吸嘴呼气，以免弄湿粉末影响吸入。

3）使用吸入性糖皮质激素后，应立即漱口，以免声音嘶哑及白色念珠菌感染。

（汤葳）

027

16. 软雾气雾剂的正确吸入方式

（1）安装和试喷。

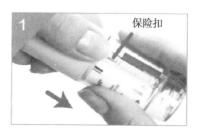

（2）盖上防尘帽，按压保险扣的同时拔下透明底座。

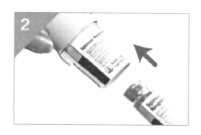

（3）从药盒中取出药瓶并将其推入吸入装置直至发出"咔嗒"声后使其良好对位，推入后轻轻抵紧药瓶，使其完全进入。

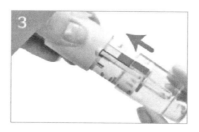

（4）重新安装透明底座。

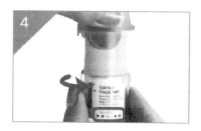

（5）将透明底座按照标签上红色箭头指示方向旋转半周，直至听到"咔

嗒"声。

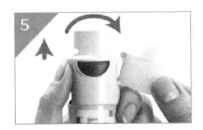

（6）将防尘帽完全打开。

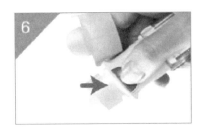

　　将吸入器指向地面,按压一下给药按钮后盖上防尘帽。重复4、5、6步骤,直至可以喷出雾状药物,即完成吸入器使用前的准备工作。

　　接下来采用以下三步骤使用药物。以上试喷步骤并不会影响可供您使用的药物剂量。

　　（1）转——旋转:将透明底座按照标签红色箭头指示方向旋转半周直至听到"咔嗒"声。

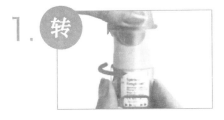

　　（2）开——打开:完全打开防尘帽。

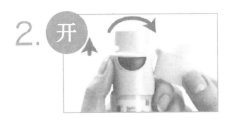

（3）按——按压:先缓缓深呼一口气,然后含住口含器,将药物吸入装置指向咽喉后部,按压给药按钮并缓慢尽可能长时间吸气,并屏住呼吸10秒或尽量长时间屏住呼吸。

注意:吸气时不要遮住气孔。

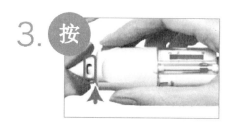

（汤葳）

17. 雾化吸入疗法的好处及药物

雾化吸入疗法是呼吸系统相关疾病的重要治疗手段,也是呼吸道疾病独特的给药方式,相比其他途径,雾化吸入疗法的优点有:①直击靶点,即可直接作用于人体的呼吸道和肺泡;②起效迅速直接;③全身不良反应少,这不仅因为局部给药避免了全身副作用,而且其剂量大多只有其他给药方式的十分之一,因此能明显减少药物毒副作用;④操作简便,无需患者同步或吸气流速等配合。

常用可以治疗哮喘的雾化吸入的药物有:

（1）吸入性糖皮质激素

很多人都会谈激素色变,觉得它的副作用很多,其实作为吸入给药,激素的用药量较全身剂量小得多,而且局部给药,全身副作用少,所以不必过度担心。激素仍然是目前最强的气道局部抗炎药物,它与细胞内的激素受体结合影响核酸的转录或与细胞膜激素受体结合有效启动膜受体快速通道而发挥作用。国内已上市的吸入激素为布地奈德（BUD）和丙酸倍氯米松（BDP）,特别是BUD作为第二代吸入性糖皮质激素,相比于第一代糖皮质激素气道选择性更强,适度的脂溶性和水溶性以及独特的酯化作用可延长药物在气道的滞留时间,从而在增强效果的同时降低全身作用风险。而且BUD也是唯一妊娠期哮喘控制的B类药物。

（2）支气管舒张剂

雾化吸入的支气管舒张剂 β_2 受体激动剂是临床最常用的支气管舒张剂,

根据其起效时间和持续时间的不同可分为短效和长效 β_2 受体激动剂。目前临床上雾化制剂主要为短效,其特点是迅速起效但维持时间短,如特布他林和沙丁胺醇,可在急性发作时用于缓解症状;胆碱受体拮抗剂,根据起效时间和持续时间的不同同样可分为短效与长效胆碱受体拮抗剂。目前临床上的雾化制剂主要为 SAMA,如异丙托溴铵。此外临床有短效 β_2 受体激动剂和胆碱受体拮抗剂的联合制剂如复方异丙托溴铵制剂,都是良好的缓解药物。

（张旻）

18. 吸入型药物的常见不良反应有哪些

β_2 受体激动剂,可激动肌肉内 β_2 受体,因此有些患者在吸入后会有震颤、头痛、强直性肌肉痉挛,而虽然心脏 β 受体主要是 β_1 受体但仍会有交叉作用,所以有些患者会出现心悸。震颤是相对常见的,老年人可能症状更明显,会让患者误认为是帕金森病表现。一般停药后症状就会消失。

胆碱受体拮抗剂主要在于其扩瞳作用导致眼压升高,减少分泌导致口干以及前列腺肥大致排尿困难。

吸入激素,激素通常导致的向心性肥胖、骨质疏松、应激性溃疡等全身副作用有限,较为常见的是局部刺激作用,如口腔局部真菌感染、声音嘶哑及咽喉部不适,所以雾化后应及时深漱口 3 次,尤其是长期雾化的患者。一旦出现口腔局部真菌感染,需暂停雾化,或至少停用布地奈德,嘱患者使用 5% 碳酸氢钠注射液多次漱口,一日后口腔感染即可缓解。

雾化吸入治疗还需注意布地奈德可与沙丁胺醇或异丙托溴铵单独联合雾化吸入（置于同一雾化器内吸入）,但布地奈德不宜与沙丁胺醇 + 异丙托溴铵复方制剂联合吸入,以免导致药物相互作用产生的不良反应。

（张旻）

19. 在哮喘的长期治疗中如何使用糖皮质激素

当哮喘确诊后,医生会根据患者具体的情况制定合适的治疗方案,患者也应配合尽早开始规律的治疗,以保证取得最佳疗效。建议患者们简要记录下每次看医生的情况,记下医生为您定下的方案,长期坚持。

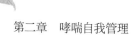

在哮喘的长期治疗中,患者主要通过吸入糖皮质激素治疗,可有效减轻哮喘症状、改善肺功能、提高生活质量。有些患者单纯吸入糖皮质激素治疗,而有些患者则需要吸入糖皮质激素＋长效缓解药物的复合制剂(如沙美特罗替卡松粉吸入剂、布地奈德福莫特罗粉吸入剂等)治疗。在整个治疗过程当中,患者需要定期复诊,当病情控制并达到一定疗程,医生会根据病情、肺功能情况等予以减量,患者切勿随意减量。

为保证疗效,正确的吸入方法非常重要,因为只有吸入方法正确,才能保证药物到达呼吸道,发挥作用。患者在使用吸入型糖皮质激素的过程中,需要注意以下几点:

第一,要注意正确使用吸入装置:吸入装置种类繁多,有干粉吸入剂装置、气雾剂吸入装置、专用吸入装置,如果使用不当,吸入药物就不能到达气道,从而影响治疗效果。患者可在医生的指导下选择适合自己的吸入装置,医护人员通常会用实物演示吸入装置的使用方法,然后让患者练习,发现问题及时纠正;或者播放相关视频,患者认真观看、学习后,进一步认真阅读药物使用说明,以保证完全掌握正确的吸入方法。本书有专门的章节介绍各种吸入装置的使用。

第二,吸入时要保证药物能进入到呼吸道:先尽量呼气(注意不要对着吸嘴呼气,以免装置潮湿),然后将吸嘴放入口中,深深地平稳吸气,将药物吸入,然后屏气约 5~10 秒后再恢复缓慢呼气。吸入后应及时清水漱口(注意:不是刷牙),以减少吸入激素在口咽局部的不良反应,如声音嘶哑、咽部不适和念珠菌感染等。

第三,要注意按医嘱每天坚持用药,注意观察剩余的药物量,做好及时到医院拿药的计划,以免断药,影响治疗。

第四,要注意吸入药物及装置的保管:请按说明书要求妥善保管药品,请勿将药品置于高温或潮湿环境下甚至阳光下暴晒;不要让孩子把吸入装置当作玩具来玩,以免损害装置;注意查看药物的保质期限,过期药物请丢弃。

有少数患者常规用药仍不能控制病情,甚至大剂量吸入糖皮质激素仍持续发作,这时医生会根据病情给予加用小剂量口服激素治疗。一般使用半衰期较短的激素(如泼尼松、泼尼松龙或甲泼尼龙等),每天或隔天清晨顿服。甚至如果有严重的哮喘发作,医生还会给患者静脉使用激素。当病情得到好转、控制时,医生会根据情况予以降级、减量,还可转为以吸入糖皮质激素治疗为主。

第五,即使症状控制良好,也要定期看医生,至少半年到一年复查一次肺功能。

(邓静敏)

20. 吸入激素会引起发胖吗

哮喘是慢性病,需要长期治疗,那么长期吸入糖皮质激素会不会发胖呢?特别是爱美的姑娘们尤其担心。

其实,这种担心是没有必要的,吸入型糖皮质激素与口服的、静脉使用的激素不一样,吸入的药物直接作用于呼吸道,所需剂量很小,例如布地奈德福莫特罗粉吸入剂,每次吸入的糖皮质激素剂量仅160μg,量非常非常小。大量的研究数据和长期的临床应用经验早已经证明,吸入糖皮质激素的全身不良反应少,也不会引起发胖。只要患者们规范用药,不超大剂量使用,没有必要担心。

(邓静敏)

21. 吸入激素是否可以用于儿童、孕妇、老年人

吸入激素是目前儿童哮喘长期控制的首选药物。很多家长担心,长期吸入激素对孩子的生长发育是否有影响? 国内一项针对儿童使用吸入激素治疗后生长发育情况的研究显示,吸入激素治疗1年的哮喘儿童,其生长发育指标,如身高、体重、体重指数的增长值,符合全国青少年身高、体重的标准化生长曲线,并未受到激素的影响。国外一项最新研究观察了19 420名哮喘儿童,发现使用吸入激素1年后,并没有增加骨折的风险。

女性哮喘患者在怀孕期间能使用吸入激素吗? 美国在2005年就推荐吸入激素作为妊娠期控制持续性哮喘的首选治疗。一项对4083例哮喘孕妇的研究发现,妊娠期吸入激素不增加以下任何一种疾病的发病风险,包括感染、肿瘤、血液和免疫疾病、神经系统异常、眼病、耳病、循环系统疾病、呼吸系统疾病、消化道疾病、皮肤病、肌肉骨骼疾病、泌尿生殖系统疾病等。

老年哮喘患者能使用吸入激素吗? 老年人哮喘的治疗方法与其他人群相同,吸入激素也是控制哮喘的首选药物。老年人骨质疏松的发病率增加,老年人使用吸入激素是否会出现骨密度降低,目前还没有系统的研究。

(甄国华)

22. 过敏性哮喘和过敏性鼻炎为什么应该同时治疗

过敏性哮喘和过敏性鼻炎应该同时治疗。因为过敏性哮喘和过敏性鼻炎就像一对孪生兄弟,经常同时出现在一个患者身上。过敏性鼻炎和过敏性哮喘都是由过敏原引起的过敏性炎症。过敏性鼻炎发生在鼻腔(上呼吸道),哮喘发生在支气管(下呼吸道),它们实际上是发生在呼吸道不同部位的过敏反应。这些过敏原包括尘螨、真菌、花粉、宠物等。

过敏性鼻炎可以发展成为过敏性哮喘。世界卫生组织曾发布《过敏性鼻炎及其对哮喘的影响》工作报告,提出预防或早期治疗过敏性鼻炎有助于阻止哮喘发生或减轻哮喘症状的严重程度。所以,如果同时患有这两种疾病,应该同时进行治疗。

(甄国华)

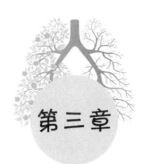

第三章

哮喘患者自我管理的健康教育

1. 哮喘的发病诱因有哪些

　　哮喘发病的诱发因素主要有遗传因素和环境因素,是在遗传和环境因素共同作用下导致的疾病。遗传因素具有多基因遗传倾向,在哮喘患者的家族中一般会找到多人患有该疾病,近年来通过采用全基因组学研究发现了多个哮喘易感基因位点。环境因素有很多,包括过敏性因素和非过敏性因素,过敏性因素常见的有螨虫、蟑螂、花粉、真菌、动物皮毛、职业接触、食物(鱼虾、坚果类、牛奶等)、药物(阿司匹林类、抗生素)等;非过敏性因素有吸烟、大气污染、肥胖、感染以及精神因素等。

(金美玲)

2. 哮喘是如何发病的

　　哮喘的发病机制很复杂,具有易感基因的人群在环境因素作用下,通过免疫、炎症、神经反应相互作用导致的气道慢性炎症。过敏原等因素进入体内后激活气道内多种炎症细胞,并释放多种炎症介质和细胞因子,它们之间相互作用,出现气道炎症细胞浸润、气道黏膜肿胀、黏液分泌增加、气道平滑肌增生,并出现气道高反应性和气道重构,从而导致了哮喘的发生,在临床上表现为反复发生的胸闷、气喘、咳嗽、咳痰等症状。

(金美玲)

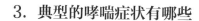

3. 典型的哮喘症状有哪些

典型的哮喘症状包括:反复发作的喘息、胸闷、气促和咳嗽。这些症状可持续数分钟或数天,而后可自行缓解或经药物治疗后缓解。

(黄华琼)

4. 有喘息就是哮喘吗

喘息是哮喘的典型症状之一,但不能仅凭这一症状就诊断哮喘,因为左心衰、慢性阻塞性肺疾病、上气道阻塞(中央型支气管肺癌、气管支气管结核或异物吸入等)、变态反应性支气管肺曲菌病、声带反常运动、喉头水肿等均可以引起喘息症状。因此哮喘不能以喘息一个症状做出诊断,而是需要结合症状、体征、以及肺功能检查并排除其他疾病等情况加以确诊。

(黄华琼)

5. 哮喘患者为何有痰

我们知道多数支气管哮喘患者表现为反复发作性的喘息、气急、胸闷或咳嗽。可是,有些患者可能还伴有咳痰。这是为什么?

首先,让我们来谈一下痰液是怎么生成的。在正常情况下,气管、支气管内壁覆盖着一层黏膜,由纤毛柱状上皮和杯状细胞组成,在黏膜下层还有较多的黏液分泌腺,其分泌的黏液可黏附吸入的气管内颗粒及细菌等物质。然后,借助气管黏膜上纤毛柱状上皮上的纤毛摆动(纤毛可向咽喉方向不断的摆动),将其推送到咽喉的位置,再经口腔咳出,这就是我们日常生活中所见到的痰液。

但是,哮喘患者常因气管、支气管黏膜发生炎症反应,气道上皮下肥大细胞、嗜酸性细胞、巨噬细胞、淋巴细胞及中性粒细胞浸润可造成气道黏膜下组织水肿、微血管渗出、杯状细胞和分泌腺增生,进而导致气道分泌物增加。若哮喘长期反复发作还可见到气道上皮黏液化生,加重排痰的症状。因此,哮喘患者特别是症状加重时,常常会伴有咳痰。

为什么哮喘在急性发作时患者主要表现为喘息和干咳呢？这是因为急性发作时，气道黏膜水肿，气道管腔变细，纤毛柱状上皮肿胀使纤毛难以摆动，此外呼吸困难引起的呼吸频率加快引起气道脱水，痰液形成黏液栓使痰液难以排出，使患者表现为喘息、干咳。然而，当气道黏膜水肿减轻、肿胀的纤毛变细且能够摆动、气管腔开始扩大时，痰液可以咳出，患者主要表现为咳嗽、咳痰，甚至有些患者咳出痰栓，这是哮喘急性发作快要好转的表现。

（于化鹏）

6. 哮喘的症状为什么时好时坏

首先我们需要知道，哮喘是一种复杂的呼吸道疾病，是由多种细胞（如嗜酸性粒细胞、肥大细胞、T淋巴细胞、中性粒细胞、平滑肌细胞、气道上皮细胞等）和细胞组分参与的气道炎症。主要特征是慢性气道炎症，气道对多种刺激因素呈现高反应性、广泛多变的可逆性气流受限，以及随着病程延长而导致的气道重构改变；临床表现为反复发作的喘息、气急、胸闷、咳嗽。接触变应原（如尘螨、动物皮毛、花粉、油漆、鱼虾、蛋类、牛奶）、冷空气、上呼吸道病毒感染、物理化学刺激、部分药物、运动、肥胖，甚至大笑都可引起哮喘，发作常发生在夜间及凌晨。这种慢性气道炎症与我们平常所说的呼吸道感染性炎症如肺炎或支气管炎并不一样，这是由于过敏因素或感染因素触发的气道免疫炎症反应。当然，呼吸道的感染如病毒、细菌、真菌等可诱发及加重哮喘。因此，有哮喘症状的患者要在气候变化、春暖花开、剧烈运动、情绪变动、流感流行时期，都应当注意呼吸道感染的防护、避免接触过敏原，预防哮喘发作。

哮喘还有一个非常重要的特点就是气道收缩的可逆性。临床观察到，患者气道的反应性可在一天内发生很大变化。哮喘典型的表现是发作性呼气性呼吸困难伴有哮鸣音，症状可在数分钟内发生，并持续数小时至数天。哮喘发作后，多数患者可自行缓解或治疗后缓解，这也是哮喘患者症状时好时坏的主要原因。当气道炎症重、接触过敏原、呼吸道感染、药物使用不规律时，病情不稳定、症状就重，哮喘反复发作、症状时好时坏。当气道炎症轻、远离过敏原、药物使用规律时，症状就少、病情稳定。哮喘气道炎症控制好的患者，一年内不发作或者仅一两次发作；而那些用药不规律、不规范，气道炎症控制不好的患者一年内多次发作，甚至一个月、一周内都有发作，这会严重影响生活质量及工作。根据全球和我国哮喘防治指南提供的资料，我国已成为全球哮喘发病率和死亡率最高的国家之一，主要与诊断、治疗、管理不规范有关。同时，全球和我国的资料也显示:经过长期规范化治疗和管理,80%以上的患者可以达到哮喘的临床控制。所以,哮喘患者要重视哮喘的规范性治疗,重点在预防急性发作。当没有症状时,不要认为万事大吉,控制症状只是治疗哮喘的冰山一角,要想完全控制气道炎症及哮喘发作需要在医生指导下长期规范治疗。

(于化鹏)

7. 哮喘诊断后如何区分病情的轻重

哮喘确诊后,在初次诊断或首次治疗时、或经治疗病情控制后的急性发作期以及非急性发作期,均需做病情轻重程度评估(图13)。

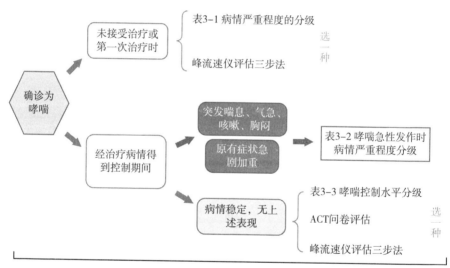

图 13 哮喘病情轻重程度评估

注:您的就诊医生应固定,所有时期都应按时就诊;处于红色时期,应尽快就诊,以免危及生命

在哮喘初次诊断或首次治疗后再评估时,病情轻重程度评估见表3-1。

表 3-1 病情严重程度的分级

分级	临床特点
间歇状态 (第1级)	症状 < 每周 1 次 短暂出现 夜间哮喘症状 ≤ 每月 2 次 FEV_1 占预计值 % ≥ 80% 或 PEF ≥ 80% 本人最佳值,PEF 变异率 < 20%

续表

分级	临床特点
轻度持续 （第2级）	症状≥每周1次，但＜每日1次 可能影响活动和睡眠 夜间哮喘症状＞每月2次，但＜每周1次 FEV$_1$占预计值%≥80% 或 PEF≥80%本人最佳值，PEF变异率20%~30%
中度持续 （第3级）	每日有症状 影响活动和睡眠 夜间哮喘症状≥每周1次 FEV$_1$占预计值% 为60%~79% 或 PEF 为60%~79%本人最佳值，PEF变异率>30%
重度持续 （第4级）	每日有症状 频繁出现 经常出现夜间哮喘症状 体力活动受限 FEV$_1$占预计值%<60% 或 PEF<60%本人最佳值，PEF变异率>30%

注：症状包括喘息、咳嗽、呼吸困难、胸闷或疼痛等

经治疗病情控制后，哮喘可分为急性发作期、非急性发作期（慢性持续期和临床缓解期）；急性发展期的病情轻重程度始终大于非急性发作期。

（1）急性发作期

哮喘急性发作是指喘息、气急、咳嗽、胸闷等症状突然发生，或原有症状急剧加重，常有呼吸困难，尤其是呼气困难伴有呼气量降低，常因接触过敏原等刺激物、呼吸道感染、治疗不当所致。急性发作时程度轻重不一，病情加重可在数小时或数天内出现，偶尔可在数分钟内危及生命。故患者在应对病情时应学会快速正确评估，按需使用急救缓解药物，并及时就医。哮喘急性发作时病情轻重程度分级见表3-2。

表3-2　哮喘急性发作时病情严重程度分级

临床特点	轻度	中度	重度	危重度
气短	步行、上楼时	稍事活动	休息时	—
体位	可平卧	喜坐位	端坐呼吸	—
讲话方式	连续成句	单词	单字	不能讲话
精神状态	可有焦虑，尚安静	时有焦虑或烦躁	常有焦虑、烦躁	嗜睡或意识模糊
出汗	无	有	大汗淋漓	—

续表

临床特点	轻度	中度	重度	危重度
呼吸频率	轻度增加	增加	常 >30 次 / 分钟	—
辅助呼吸肌活动及三凹征	常无	可有	常有	胸腹矛盾呼吸
哮鸣音	散在,呼吸末期	响亮、弥散	响亮、弥散	减弱,乃至无
脉搏(次 / 分钟)	<100	100~120	>120	变慢或不规则
奇脉	无	可有	常有(成人)	无,提示呼吸肌疲劳
最初支气管舒张剂治疗后 PEF 占预计值或本人最佳值百分比	>80%	60%~80%	<60% 或 100L/min 或作用时间 <2 小时	—
静息状态下 PaO₂ (mmHg)	正常	≥60	<60	<60
静息状态下 PaCO₂ (mmHg)	<45	≤45	>45	>45
静息状态下 SaO₂ (%)	>95	91~95	≤90	≤90
pH 值	-	-	-	降低

注:只要符合某一程度的某些指标,即可提示为该级别的急性发作;患者自我评估时可着重于加粗项进行简单评估

PEF 为呼气峰流速;PaO$_2$ 为动脉血氧分压;PaCO$_2$ 为动脉血二氧化碳分压;SaO$_2$ 为动脉血氧饱和度;1mmHg=0.133kPa

（2）非急性发作期

非急性发作期包括慢性持续期和临床缓解期。

慢性持续期:处于该期的患者,虽没有哮喘急性发作,但在相当长时间内仍有不同次数和不同程度的喘息、咳嗽、胸闷等症状。目前对慢性持续期应用最广的病情轻重程度评估方法为哮喘控制水平,具体见表 3-3。

表 3-3　哮喘控制水平分级

哮喘症状控制	哮喘症状控制水平		
	完全控制	部分控制	未控制
过去 4 周,患者存在:			

哮喘症状控制	哮喘症状控制水平		
	完全控制	部分控制	未控制
日间哮喘症状 >2 次 / 周　　　是 □　否 □	无	存在 1~2 项	存在 3~4 项
夜间因哮喘憋醒　　是 □　否 □			
使用缓解药次数 >2 次 / 周　　是 □　否 □			
哮喘引起的活动受限　　是 □　否 □			

注:缓解药:如沙丁胺醇、特布他林、菲诺特罗等吸入剂

临床缓解期:系指经过规范治疗,症状、体征消失,肺功能恢复到急性发作前水平,并维持 3 个月以上。

患者病情轻重评估的简易方法是指临床上或患者本人皆可通过简易问卷得分、肺功能监测结果、气道炎症监测及患者的生命质量评估结果、综合控制水平分级表对病情的控制水平进行评估。

肺功能监测采用峰流速仪评估三步法(详见第四章哮喘自我管理的工具)进行。临床上用于哮喘诊断和评估的通气功能指标主要为 FEV_1 和 PEF。FEV_1 和 PEF 能反映气道阻塞的严重程度,是客观判断哮喘病情最常用的评估指标。峰流速仪携带方便,操作简单,患者可以在家自我监测 PEF,根据监测结果及时调整药物。

1)使用峰流速仪测呼气峰值流量(PEF)评估病情轻重。

2)医院就诊行肺功能监测频率:肺功能评估应在诊断或治疗开始时进行;控制病情 3~6 个月后,评估本人最佳 FEV_1;并且此后定期评估(大多数成人应至少每 1~2 年测量肺功能、高风险患者频率应更高、儿童根据严重程度和临床过程提高测量频率)。

3)哮喘控制测试(ACT)问卷:ACT 是一种简便的测试工具,适用于家庭评估病情控制水平,且该评分与肺功能指标和呼吸专科医生的评估有很好的一致性(详见第四章哮喘自我管理的工具)。

（刘荣玉）

8. 哮喘患者是否需要做胸片和胸部 CT

哮喘是发生在支气管的慢性炎症,单纯的哮喘其肺部不应有影像学的异

常改变。但哮喘诊断成立的前提是必须排除其他可能引起喘息、气急、胸闷或咳嗽的疾病,支气管扩张、变应性支气管肺曲霉菌病等疾病均可出现与哮喘类似的症状和体征。由此可见,要确诊患者是否罹患哮喘,进行胸片乃至胸部CT检查是必要的。此外,已经确诊的哮喘患者,在病情加重的情况下,进行胸片或者胸部CT检查来明确是否合并其他肺部疾病也是非常必要的。

(冯俊涛)

9. 什么情况下哮喘患者需要做血液检查

接受初次诊疗的哮喘患者,有必要进行常规的血液检查,比如:血常规检查可以明确嗜酸性粒细胞数目是否增高,有助于判断是否为过敏性哮喘;血清IgE检测有助于过敏性哮喘的诊断和变应性支气管肺曲霉菌病的鉴别。对于已经确诊的哮喘患者,在病情加重的情况下,血常规检查白细胞计数有助于判断是否合并感染、嗜酸性粒细胞计数有助于判断炎症状态。

(冯俊涛)

10. 什么情况下哮喘患者需要做动脉血气分析检查

动脉血气分析能够了解机体氧气的供应和酸碱平衡状况,是抢救危重患者和临床监护的重要指标。一般而言,无需住院的哮喘患者不需要做动脉血气分析,需要住院的哮喘患者则可以通过血气分析指导进一步的诊疗处理,对于需要接受监护室治疗的哮喘患者来讲血气分析无疑是常规的检查手段。

(冯俊涛)

11. 什么情况下哮喘患者需要做痰液的检查

痰液是肺泡、支气管和气管所产生的分泌物,哮喘患者的痰液成分可能出现异常。对于接受初次诊疗的哮喘患者,痰液细胞学检查能够明确患者痰液中嗜酸性粒细胞比例,有利于判断哮喘类型和糖皮质激素治疗反应。对于已经接受治疗的哮喘患者,痰液细胞学检查计数嗜酸性粒细胞、中性粒细胞比例,有利于判断糖皮质激素疗效和评估预后。

（冯俊涛）

12. 什么情况下哮喘患者需要气管镜检查

支气管镜检查是呼吸系统疾病临床诊断和治疗的重要手段,在临床广泛应用。什么样的人需要做气管镜呢? 主要有以下几种情况:①不明原因的慢性咳嗽。支气管镜对于诊断支气管结核、异物吸入及气道良、恶性肿瘤等具有重要价值。②不明原因的咯血或痰中带血。尤其是 40 岁以上的患者,持续 1 周以上的咯血或痰中带血。支气管镜检查有助于明确出血部位和出血原因。③不明原因的局限性哮鸣音。支气管镜有助于查明气道阻塞的原因、部位及性质。④不明原因的声音嘶哑。可能因喉返神经受累引起的声带麻痹和气道内新生物等所致。⑤痰中发现癌细胞或可疑癌细胞。⑥ X 线胸片和(或)CT 检查提示肺不张、肺部结节或块影、阻塞性肺炎、炎症不吸收、肺部弥漫性病变、肺门和(或)纵隔淋巴结肿大、气管支气管狭窄以及原因未明的胸腔积液等异常改变者。⑦肺部手术前检查,对指导手术切除部位、范围及估计预后有参考价值。⑧胸部外伤、怀疑有气管支气管裂伤或断裂,支气管镜检查常可明确诊断。⑨肺或支气管感染性疾病(包括免疫抑制患者支气管肺部感染)的病因学诊断,如通过气管吸引、保护性标本刷或支气管肺泡灌洗(BAL)获取标本进行培养等。⑩疑有气管、支气管瘘的确诊。支气管哮喘患者出现新的情况、临床用药效果不佳时,需要想到原发病的诊断是否可靠,有无新的并发症出现,而不应单纯增加支气管哮喘药物剂量,所以此时支气管镜是医生明确病因的重要方式。

那么做支气管镜检查前需要做哪些准备呢? 首先医生会将支气管镜检查过程中可能出现的问题向患者提供口头或书面指导,所有患者在接受检查前须书面告知相关风险,并签署知情同意书。检查过程须有家属陪同,以便于及时进行医患间的沟通。检查前需要详细询问患者病史,测量血压及进行心、肺功能检查。每位患者必须拍摄 X 线正和(或)侧位胸片,必要时行胸部 CT 检查,以确定病变部位。支气管镜检查前 4 小时开始禁食,检查前 2 小时开始禁饮水。拟行经支气管活检的患者,应在检查前检测血小板计数、凝血酶原时间和部分凝血活酶时间。哮喘患者在支气管镜检查前应预防性使用支气管舒张剂。

心肌梗死后 6 周内应尽量避免支气管镜检查。脾切除、安装有人工心脏瓣膜或有心内膜炎病史的患者,应预防性使用抗生素。有出血危险的患者,即使不行经支气管活检,仅行普通支气管镜检查,也应在术前常规检测血小板计数和(或)凝血酶原时间(PT)。对于拟行活检的患者,若一直口服抗凝剂,检查前应至少停用3天,或用小剂量维生素K拮抗。极少数情况下,当患者必须持续使用抗凝剂时,应使用肝素抗凝,并将其国际标准化比值(INR)降至2.5以下。

另外,支气管镜还能用于哮喘的治疗。目前治疗哮喘主要通过药物减轻气道炎症和松弛支气管平滑肌起作用,无法逆转哮喘引起的气道重塑,因此无法从根本上阻止哮喘患者病情迁延恶化。支气管热成形术(BT)是一项新的具有较高安全性的支气管镜下治疗技术,具有显著减少气道平滑肌、降低气道平滑肌收缩力、改善哮喘控制、提高患者生活质量、减少药物使用等效果。我国于2014年正式批准将该技术用于治疗重症哮喘,其疗效与安全性正逐渐受到广泛认可,是哮喘治疗的一种补充,提供了哮喘患者个性化治疗的新选择。

(孙铁英)

13. 妊娠期哮喘对胎儿和孕妇有哪些潜在危害

妊娠期与哮喘相关的并发症因哮喘控制不佳而增加。如果妊娠期哮喘控制不佳,孕妇可以发生妊娠期高血压症、先兆子痫(增加50%左右)、妊娠期糖尿病、剧烈呕吐、胎膜早破、剖腹产、绒毛膜羊膜炎、产前和产后出血;胎儿可以发生早熟、神经发育后遗症、脑瘫或其他运动障碍、感觉障碍,如视和听觉障碍、智力/精神障碍以及其他发育的"滞后"现象。

妊娠期哮喘控制不佳在围生期也会增加相应风险。哮喘控制不佳的孕妇可以发生围生期死亡、早产(增加40%左右)、低体重儿(增加40%左右)、小胎龄儿(增加20%左右)、宫内发育迟缓、先天性畸形、新生儿ICU住院、高胆红素血症、ARDS、新生儿窒息、暂时性呼吸急促、脑出血和贫血。

妊娠期重度哮喘发生先兆子痫、围生期死亡、早产(<37周)、低体重儿(小于2500g)等情况的风险增加30%~100%。

(苏楠)

14. 妊娠期哮喘的治疗应该注意些什么

妊娠期哮喘治疗的目标是:①良好症状控制,包括极少 / 无日间症状、极少 / 无夜间症状、无活动受限、接近正常 / 正常肺功能、极少使用速效支气管舒张剂(SABA)、少 / 无药物副作用;②无急性发作。

妊娠期哮喘治疗应该注意以下几个方面:①减少诱发因素和环境控制。首先是戒烟和避免二手烟;避免接触明确变应原、非特异性环境刺激物,尤其宠物毛、室内尘螨;减少雾霾接触。然后治疗并发疾病,对于胃食管反流积极给予抑酸治疗,轻度:调整生活模式;中度:硫糖铝、组胺 H2 受体拮抗剂;重度:PPI。对于变应性鼻炎应给予鼻用 ICS、LTRA、二代抗组胺药和局部鼻扩张剂治疗。②加强妊娠期哮喘患者的监测和评估。对于孕妇需要监测哮喘症状、肺功能(不建议孕期做激发试验)、峰流速值、呼出气 NO(FeNO)水平、诱导痰嗜酸性粒细胞(EOS)和血清透明质酸检测等。对于胎儿需要监测超声、胎心仪。③更加积极的定期随访。建议妊娠期哮喘的患者除了定期产科随诊,还需要定期哮喘门诊随访,至少每月一次随访直至分娩,以及时了解孕妇和胎儿的情况。

（苏楠）

15. 患有高血压或心脏病的患者合并哮喘怎么办

部分哮喘患者会合并高血压、心脏病,可以说两者之间的关系既独立,又有一定的因果关系。对于哮喘合并高血压目前可分为三型:Ⅰ型简称肺性高血压,指哮喘发生数年后出现高血压,对于高血压不需要任何治疗,仅治疗哮喘缓解后,血压亦随之下降,甚至降至正常;Ⅱ型是由于哮喘长期服用激素所致副作用导致血压升高;Ⅲ型是患者患哮喘前已有高血压。由此可见哮喘合并高血压 / 心脏病更需要严格的自我管理达到哮喘的良好控制,因为任何一次急性发作可能导致的后果比没有上述合并症的患者更为严重,且会形成恶性循环。同时,此类患者在治疗高血压心脏病的药物选择也需要格外谨慎,对于哮喘患者的影响最大的一类高血压心脏病治疗药物为 β 受体阻断剂,如倍他洛克。大家是不是对 β 受体似曾相识? 没错,治疗哮喘的主要药物也和 β 受体相关。这类哮喘患者尽量不选择 β2 受体激动剂这一类药物,若一定要用也必须在专科医师监测的情况下用。对于合并哮喘的高血压患者首选降压药物为钙离子拮抗剂,这类药除能松弛血管平滑肌,对支气管平滑肌也有一定松弛作用,对哮喘患者有利。对于血管紧张素转化酶抑制剂(ACEI),比如后缀是"普利"的药物,选择要非常谨慎,这类药是慢性咳嗽的常见药物不良反应,因其可提高支气管黏膜的敏感性,而支气管哮喘患者的黏膜敏感性较高,用药后会引起哮喘发作,建议先选用血管紧张素Ⅱ受体拮抗剂,这样副作用比较小,属于这类的药通常后缀为"沙坦"。而对于利尿剂也应该谨慎使用,因为长期或大量应用可导致气道干燥,使痰液黏稠度增加,不利于痰液的清除。而对于哮喘本身的主要控制药物激素,应该尽量避免全身激素的使用,因其可引起水钠潴留导致高血压/心脏病加重,同时也要尽量避免哮喘急性发作所致缺氧对于高血压/心脏病的营养,因此规范的吸入激素的控制就显得格外重要。支气管哮喘合并高血压时,最好能两者兼顾。并且,在服药同时,不要忘记配合非药物治疗。通过加强身体锻炼、改善生活方式,以提高对其危险因素及并发症的认识,这对早期预防、及时治疗有极其重要的意义。

（张旻）

16. 糖尿病患者合并哮喘怎么办

糖尿病和哮喘都是常见的慢性疾病,糖尿病患者常可能合并哮喘。对于这类患者应该遵照医嘱规范治疗两种疾病,并在日常管理中注意以下几方面:

哮喘治疗应以吸入治疗为主,减少全身使用糖皮质激素和支气管扩张剂;注意化痰和排痰,减少分泌物阻塞;加强管理,预防急性发作;预防呼吸道感染;注意适量运动,合理饮食,控制血糖。

（韩伟）

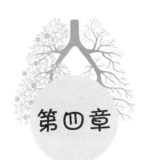

第四章

哮喘自我管理的工具

1. 哮喘治疗随访中怎样正确使用峰流速仪(简称 PEF)监测

呼气峰流速(PEF)是用力呼气时,呼气流量最快时的瞬间流速,主要反映测试对象的通气功能。医生可以根据它为患者制定一个适用于本人哮喘严重程度的治疗方案;同时可以让患者从客观上观察自己的治疗效果,增加对治疗的依从性。它还可以帮助患者客观地了解病情的变化,尽早发现哮喘病情恶化的迹象,在出现哮喘症状之前加药或就医。患者可以在家中使用峰流速仪每日进行 PEF 检测,峰流速仪之于哮喘患者就像血压计之于高血压患者、血糖仪之于糖尿病患者,是患者进行哮喘自我监测的理想工具。PEF 变异率是指一定时间内 PEF 在各时间点或时间段的变化程度,能较好地反映气道的舒缩功能,PEF 及其变异率主要用于哮喘的诊断和病情监测,主要分三步走:

第一步:获得本人最佳值(以下三种方法任选一种即可)

传统峰流速仪使用方法非常简便:将峰流速仪的游标指针轻轻拨到标尺最低处(归零);站立进行,尽量吸足气,然后将嘴唇包住接口部,注意嘴唇四周不要漏气,然后在最短的时间内以最快的速度用力将气一下子呼尽;将游标指针所指的刻度值记录下来,即 PEF 值;每次测试进行三次,选择三次中最高的一次 PEF 值。

近年来,电子峰流速仪(图 14)进入市场,可以直接读取数据,更加方便。

可通过前期 PEF 监测得到最高的 PEF 值作为本人最佳值。

或可根据年龄和身高在图 15 中找到自己的正常预计值,近似为本人最佳值。

也可根据成人和儿童 PEF 正常预计值方程式计算[A:年龄(岁);H:身高(cm)]

成人公式为:男性:PEF(L/min)=75.6+20.4×A−0.41×A^2+0.002×A^3+1.19×H

女性:PEF(L/min)=282.0+1.79×A−0.046×A^2+0.68×H

儿童公式为:男性:PEF(L/min)=5.29×H−427.1

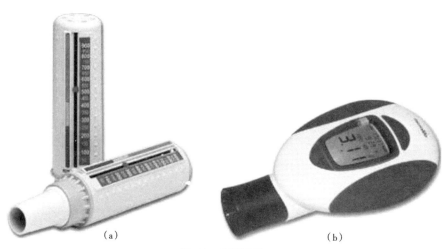

（a）　　　　　　　　　　　　　　（b）

图 14　峰流速仪

a. 传统峰流速仪；b. 电子峰流速仪

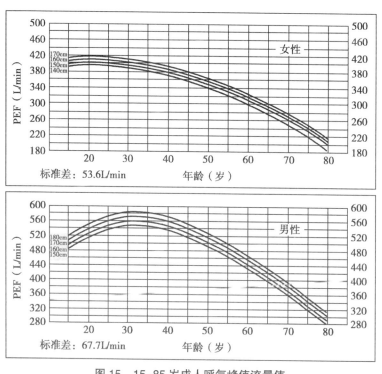

图 15　15~85 岁成人呼气峰值流量值

女性：PEF（L/min）=4.94×H−399.8

第二步：根据峰流速仪数值计算 PEF 变异率

患者在家可通过峰流速仪进行 PEF 监测，PEF 及变异率监测周期应至少持续两周,值得注意的是,哮喘的病情严重程度一方面反映在 PEF 的基础水平(每次所测得的 PEF 值)上,另一方面还反映在 PEF 的变异率(尤其是 24 小时的变异率)上。因此测定 PEF 应该每日两次——早晨起床后及晚上睡觉前。如果每天只能测一次 PEF 的情况下,最好固定在每日早晨起床后。

PEF 变异率计算公式:PEF 变异率 =PEF 最低值(即流速仪上最低值)/PEF 本人最佳值 ×100%。

PEF 值若低于个人最佳值的 80% 或者日间变异率大于 20%,患者需要调整治疗或到医院就诊。最好将哮喘症状和 PEF 记录在一张表上,绘成曲线,更加直观。

第三步:病情轻重评估

治疗前或首次治疗时:

间歇状态(第 1 级):PEF 占本人最佳值 %≥80%,PEF 变异率 <20%

轻度持续(第 2 级):PEF 占本人最佳值 %≥80%,PEF 变异率为 20%~30%

中度持续(第 3 级):PEF 占本人最佳值 % 为 60%~79%,PEF 变异率 >30%

重度持续(第 4 级):PEF 占本人最佳值 %<60% 且 PEF 变异率 >30%

经治疗病情控制后:

完全控制:PEF 正常或 PEF 测量值 / 正常预计值 %≥80%

未完全控制或未控制:PEF 测量值 / 正常预计值 %<80%,此时应及时就诊。

(韩伟　刘荣玉)

2. 哮喘的自我病情评估和监测包括哪些内容

哮喘的自我病情评估和监测主要包括定期采用哮喘控制测试(ACT)问卷评估病情和每日使用峰流仪监测呼气峰流速值(PEF)。

(霍建民)

3. 哮喘病情监测中如何使用哮喘问卷进行自我评估

ACT 问卷(表 4-1)不需测试肺功能,操作简便。推荐每 4 周按表中的 5 个问题进行 1 次评分,对目前控制水平进行自我评估。

表 4-1　哮喘控制测试（ACT）问卷

1 分	2 分	3 分	4 分	5 分	得分
问题 1：在过去 4 周内，在工作、学习或家中，有多少时候哮喘妨碍您进行日常活动？						
所有时间	大多数时候	有些时候	很少时候	没有	
问题 2：在过去 4 周内，您有多少次呼吸困难？						
每天不止 1 次	一天 1 次	每周 3~6 次	每周 1~2 次	完全没有	
问题 3：在过去 4 周内，因为哮喘症状（喘息、咳嗽、呼吸困难、胸闷或疼痛），您有多少次在夜间醒来或早上比平时早醒？						
每周 4 晚或更多	每周 2~3 晚	每周 1 次	1~2 次	没有	
问题 4：在过去 4 周内，您有多少次使用急救药物治疗（如沙丁胺醇）？						
每天 3 次以上	每天 1~2 次	每周 2~3 次	每周 1 次或更少	没有	
问题 5：您如何评估过去 4 周内您的哮喘控制情况？						
没有控制	控制很差	有所控制	控制良好	完全控制	
				合计	

结果判读与使用说明

25 分 祝贺您！达到目标	过去 4 周内，您的哮喘已得到完全控制。如果有变化，请联系您的医生。
20~24 分 接近目标	过去 4 周内，您的哮喘已得到良好控制，但还没有完全控制。您的医生也许可以帮助您得到完全控制。
低于 20 分 未达到目标	在过去 4 周内，您的哮喘可能没有得到控制。您的医生可以帮您制定一个哮喘管理计划帮助您改善哮喘控制。

使用说明：ACT 可以帮助哮喘患者（12 岁及以上）评估他们的哮喘控制程度。请选择每个问题的得分，共 5 个问题。把每个问题中的分数相加，就是您的哮喘控制测试总得分，寻找您得分的含义，并与您的医生讨论。

（霍建民）

4. 哮喘急性发作后为什么要更密切的随访

哮喘急性发作意味着哮喘管理的失败，在哮喘急性发作后，哮喘患者的气道炎症仍较明显，病情常不稳定，加之新的药物治疗方案，应当给予这些患者密切的监护和长期的哮喘教育。建议为每个急性发作后的哮喘患者制订一个详细的管理计划,审核患者是否正确使用药物、吸入装置和峰流速仪,找到急性发作的诱因并制订避免接触的措施。

（韩伟）

5. 什么是哮喘的阶梯化治疗方式

哮喘是一个动态的慢性疾病,因此治疗方案应该根据不同时期的病情变化而变化。为了尽可能少的药物达到哮喘的最佳控制,临床上推荐与哮喘分期和分级相适应的阶梯式治疗方案。即在开始治疗时给予足够的治疗药物,以使患者尽可能快的达到哮喘控制而后减药。每 3 个月评估一次,根据分级的升降,决定治疗方案的升降。

（1）降级治疗:当哮喘症状得到控制并维持至少 3 个月,且肺功能恢复并维持平稳状态,可考虑降级治疗。如降级过度或过快,即使症状控制良好的患者,其发生哮喘急性发作的风险也会增加。

降级治疗原则包括:①哮喘症状控制且肺功能稳定 3 个月以上,可考虑降级治疗,需避开患者呼吸道感染、妊娠、旅行期等;②推荐的药物减量方案的选择通常是首先减少激素用量（口服或吸入）,再减少使用次数（由每日 2 次减至每日 1 次）,然后再减去与激素合用的控制药物,以最低剂量 ICS 维持治疗直到最终停止治疗。通常每 3 个月减少 ICS 剂量 25%~50% 是安全可行的;③若存在急性发作的危险因素,如 SABA 用量每月 >1 支（200 喷 / 支）、依从性或吸入技术差、FEV_1 占预计值百分比 <60%、吸烟或暴露于变应原、痰或血嗜酸粒细胞高、存在合并症（鼻炎、鼻窦炎、肥胖）或有重大心理或社会经济问题,或存在固定性气流受限等,一般不推荐降级治疗。确需降级也应在严密的监督和管理下进行;④每一次降级治疗都应视为一次试验,有可能失败,需要密切观察症状控制情况、PEF 变化、危险因素等,并按期随访,根据症状控制及急性发作的频率进行评估,并告知患者一旦症状恶化,则需恢复原来的治疗方案（表4-2）。

表 4-2　降级方案

当前级别	当前药物和剂量	降级选择
第 5 级	高剂量 ICS/LABA 加口服激素	继续高剂量 ICS/LABA 和减少口服激素 根据诱导痰分析减少口服激素 隔日口服激素 高剂量 ICS 替代口服激素

续表

当前级别	当前药物和剂量	降级选择
第 5 级	高剂量 ICS/LABA 加其他药物	按专家建议
第 4 级	中或高剂量 ICS/LABA 维持治疗	继续 ICS/LABA,减少 50% ICS 停用 LABA(可能导致恶化)
	中等剂量 ICS/ 福莫特罗维持和	减少 ICS/ 福莫特罗至低剂量维持量,继续按需使用 ICS/ 福莫特罗作为缓解治疗
	高剂量 ICS 加第二控制药物	减少 50% ICS,继续保留第二控制药物
第 3 级	低剂量 ICS/LABA 维持治疗	ICS/LABA 减至每日 1 次 停用 LABA(可能导致恶化)
	低剂量 ICS/ 福莫特罗维持和缓解治疗	维持剂量 ICS/ 福莫特罗减至每日 1 次,继续按需使用低剂量 ICS/LABA 作为缓解治疗
	中或高剂量 ICS	减少 50% ICS
第 2 级	低剂量 ICS	减至每日 1 次(布地奈德、氟替卡松、环索奈德、莫米松)
	低剂量 ICS 或 LTRA	无症状 6~12 个月且无危险因素,可停用控制药物,但需制定随访计划密切监测; 不建议成人患者完全停用 ICS(增加急性发作风险)

(2)升级治疗:当目前级别的治疗方案不能控制哮喘[症状持续和(或)发生急性发作],应给予升级治疗,选择更高级别的治疗方案直至达到哮喘控制为止。升级治疗前需排除和纠正下列影响哮喘控制的因素:药物吸入方法不正确,依从性差,持续暴露于触发因素(如变应原、烟草、空气污染、β- 受体阻滞剂或非甾体类抗炎药等),存在合并症所致呼吸道症状及影响生活质量,哮喘诊断错误等。

哮喘的升级治疗分为以下 3 种方式:①持久升级治疗:适用于在当前治疗级别不能取得控制,且排除了上述影响哮喘控制因素的哮喘患者,应考虑高一级治疗方案中的推荐选择方案(表 4-3);②短程加强治疗:适用于部分哮喘患者出现短期症状加重,如发生病毒性上呼吸道感染或季节性变应原暴露时,可选用增加维持用药剂量 1~2 周的方法(表 4-4);③日常调整治疗:用于使用布地奈德 / 福莫特罗或倍氯米松 / 福莫特罗同时作为维持治疗和缓解治疗的哮喘患者,可在每日维持用药的基础上,根据患者哮喘症状情况按需增加上述药物用量作为缓解用药治疗。

052

表 4-3　持久升级方案

治疗方案	推荐选择控制药物	其他选择控制药物	缓解药物
第 1 级	不需要使用药物	低剂量 ICS	按需使用 SABA
第 2 级	低剂量 ICS	白三烯受体拮抗剂（LABA） 低剂量茶碱	按需使用 SABA
第 3 级	低剂量 ICS/LABA	中 / 高剂量 ICS 低剂量 ICS/LTRA（或加茶碱）	按需使用 SABA 或低剂量布地奈德 / 福莫特罗或倍氯米松 / 福莫特罗
第 4 级	中 / 高剂量 ICS/LABA	中 / 高剂量 ICS/LABA 加 LAMA 高剂量 ICS/LTRA（或加茶碱）	按需使用 SABA 或低剂量布地奈德 / 福莫特罗或倍氯米松 / 福莫特罗
第 5 级	加其他治疗, 如口服激素	加 LAMA IgE 单克隆抗体	按需使用 SABA 或低剂量布地奈德 / 福莫特罗或倍氯米松 / 福莫特罗

表 4-4　短程加强方案

	药物选择	具体方法
增加常规缓解药物	SABA	增加 SABA 使用频率
	低型量 ICS/LABA（倍氯米松 / 福莫特罗或布地奈德 / 福莫特罗）	增加 ICS/LABA 使用频率（福莫特罗最大用量 72μg/d）
增加常规控制药物	ICS/ 福莫特罗维持及缓解治疗	继续 ICS/ 福莫特罗维持用药, 增加按需 ICS/LABA 缓解用药频率（福莫特罗最大用量 72μg/d）
	ICS 维持和 SABA 缓解治疗	ICS 剂量加倍, 最大用量可相当于丙酸倍氯米松 2000μg/d
	ICS/ 福莫特罗维持和 SABA 缓解治疗	4 倍维持用药的 ICS/ 福莫特罗（福莫特罗最大用量 72μg/d）
	ICS/ 特罗维持和 SABA 缓解治疗	升至更高级别方案 ICS/ 沙美特罗用法, 或另加 ICS 吸入（最大用量可相当于丙酸倍氯米松 200μg/d）
加用口服激素或就医	口服泼尼松或泼尼松龙	重度急性发作（如 PEF 或 FEV, <60% 预计值或个人最好值）, 或已加强治疗 48h 无反应, 或曾有突然急性发作病史的患者出现症状恶化时, 可以加用口服激素

续表

药物选择	具体方法
	剂量:成人泼尼松龙 $1mg\cdot kg^{-1}\cdot d^{-1}$ 最高剂量 $50mg/d$,通常用 5~7 天
	如使用激素在 2 周内可直接停用,不必逐渐减量

（韩伟）

6. 哮喘患者如何记录哮喘日记

（1）为什么要记录哮喘日记:哮喘是一种慢性呼吸道疾病,哮喘患者通常都有自身"经验",如经正规治疗虽短期易控制,但却易反复发作;花粉季易发作、近宠物易发作等。想要控制好哮喘并非一朝一夕之功,国际权威标准指南 - 全球哮喘防治创议（GINA）指出,控制哮喘的关键环节在于医患配合及患者自我管理,而记好哮喘日记是非常关键的一步。医生可通过患者记录的"哮喘日记"总结分析患者的发作规律,帮助医生寻找哮喘发作的诱因、判断病情的严重程度和评价治疗效果,并据此选择适合每位患者的最佳治疗方案。

（2）哮喘日记记录什么:哮喘日记（图 16）需患者自己记录日间症状（咳嗽、喘息等）及夜间症状（早醒或憋醒等）,有无活动受限,使用控制药物的方案,因呼吸困难需使用急救药物的次数,急性发作的时间、地点和可能诱因,最好写明气温、气压、饮食、运动、工作状况;同时记录每日检测的峰流速（PEF）值以及昼夜变化率、药物使用等。

（3）如何记录好哮喘日记

1）认真仔细:哮喘患者通过每日的记录,一方面可了解自身疾病的控制状态,一方面督促自己规律用药。去医院复诊时,携带哮喘日记,医生可快速判断该患者的症状控制状况、同时评估未来发作风险,达到良好控制哮喘的目的。

哮喘日记以表格的方式呈现,记录哮喘日记要做到字迹清晰明了,对表格有疑问的患者,需先向专科医生请教,避免出现随意记录、乱涂改的状况。详尽整洁的记录有助于医生准确判断每位患者的病情。

峰流速（PEF）值的记录数值需准确,其前提是正确掌握峰流速仪的使用方法。PEF 于每日早晚固定时间（如 6-8 点）各测定一次,需在用药前检测,用最大爆发力去吹,每次吹三下,取最好值;如主观感到难受准备使用急救药物哮喘，你可以控制！

症状及峰流速值记录表

年 月

日期	1	2	3	4	5	6	7	8	9	10	11	12	13	14	15	16	17	18	19	20	21	22	23	24	25	26	27	28	29	30	31
症状 喘息																															
咳嗽																															
活动受限																															
夜间惊醒																															
其他症状																															
用药 控制用药																															
急救用药																															
一天变异率%																															
峰流速值PEF（L/min） 早晚	早晚	早晚	早晚	早晚	早晚	早晚	早晚	早晚	早晚	早晚	早晚	早晚	早晚	早晚	早晚	早晚	早晚	早晚	早晚	早晚	早晚	早晚	早晚	早晚	早晚	早晚	早晚	早晚	早晚	早晚	早晚

图16 哮喘日记记录表格

* 备注：如有症状打"√"，并在后面记录症状出现的次数

（如沙丁胺醇）时，在用药前先测定PEF，用药15分钟后再次测定并记录（注意：当哮喘严重发作，感到明显呼吸困难时，不宜再行峰流速测定，应立即就医）。

2）持之以恒：记录哮喘日记要持之以恒，一天一周一月易坚持，但一年、多年坚持起来并非容易。如前面所述，哮喘是一种慢性气道疾病，需长期监测和治疗，通过察看患者记录的哮喘日记，医生可了解患者就诊当天的情况及过去数月甚至一年的疾病状态，特别是对于疗效欠佳的患者。通过长期动态地监测病情，医生可用量化的指标来准确判定患者的病情变化，针对不同患者选择为最适合的"个体化"治疗方案，指导患者达到哮喘的完全控制。如果记哮喘日记"三天打鱼，两天晒网"，可能会导致医生对患者病情的误判；患者也可能将自己的病情看得过轻，而做出擅自停药等举动，这些都不利于哮喘控制。

3）与医生做朋友：患慢性疾病的患者都有经验，依从性好的患者很受医生欢迎，医生非常乐意为其复诊，会详细地解释病情、耐心回答各项问题、告诉患者所需注意的各种事项；反过来，如患者不遵医嘱，不规范治疗、不记哮喘日记，医生会认为患者对自己的病情不重视，对医生的交代不尊重，良好的医患合作关系难以建立，最终不能获益的却是患者本人。

所以，患者记录好哮喘日记非常重要，与医生成为朋友非常重要。只有这样才能达到哮喘的良好控制，以最佳状态投入生活、回归工作！

（邱晨）

7. 如何运用书面哮喘控制行动计划管理哮喘

哮喘控制行动计划是基于临床症状和呼气峰流速（PEF）制定的一项哮喘处理预案。PEF监测简单实用，对症状严重或不明显的哮喘患者都是一种有用的监测方法，是客观判断哮喘病情最常用的手段。

如果患者的PEF是其个人最佳测量值的80%~100%，又没有太多的哮喘症状，那么哮喘就属控制状态。患者只需要每天按医嘱用药，主要是吸入性皮质激素（ICS）或ICS+长效β_2-受体激动剂（LABA）。

如PEF是个人最佳测量值的50%~80%，此时多伴有轻至中度症状，或影响日常活动或睡眠。这就意味着患者的哮喘控制不佳，可能有哮喘发作。患者的治疗药物需要增加，如增加症状缓解药物（缓解药物种类包括：布地奈德福莫特罗干粉吸入剂、短效β_2受体兴奋剂如沙丁胺醇、特布他林等，或短程升级抗炎治疗）。如病情需要使用快速缓解药物治疗时，第1小时可每20分钟1次，1小时后按需使用。如缓解时间短于3小时，或症状进行性加重，或峰流速持续下降,需立即就医。

如 PEF 低于个人最佳测量值的 50%,常常伴有严重的哮喘急性发作症状,如严重的呼吸急促,咳嗽或其他症状。此时您应立即吸入症状缓解药物,第一个小时内每隔 20 分钟吸入一次,并立即就医或拨打急救电话。

正确运用书面哮喘控制行动计划要做好以下 4 方面的工作:

(1)与医生一起制定哮喘控制行动计划:基于呼气峰流速和哮喘症状,患者和医生可以共同制定哮喘控制行动计划。患者需要让医生知道其对哮喘管理的个人情况。例如,如果患者对测量呼气流速峰值不熟悉,需要告诉医生,医生可以帮助患者学习如何测量。

(2)遵循哮喘控制行动计划:遵循行动计划,患者将有处理哮喘发作能力的信心。根据行动计划及早认识和治疗哮喘发作,对于哮喘的良好控制很重要。

(3)注意症状的变化趋势:遵循哮喘行动计划精确服药,每天测量最大呼气流速。患者做好哮喘日记,记录每日症状、呼气流速峰值和治疗情况,还可以写下需要咨询医生关于治疗的问题。哮喘日记会让患者意识到症状的变化以及治疗的进展和好处。

(4)与医生一起查阅哮喘控制行动计划:当患者去看医生时,应带上哮喘控制行动计划和哮喘日记。一定要询问患者关于哮喘控制行动计划或症状的问题。患者需确保自己知道何时、如何联系自己的医生或哮喘复诊。让医生知道患者哮喘控制行动计划的哪些部分不能帮助其控制哮喘发作。如果患者不能遵循哮喘行动计划,也应该让医生知道。

（吴昌归）

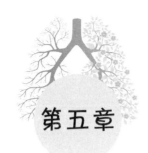

第五章

哮喘发作先兆的识别及初步处理

1. 哮喘发作的诱因有哪些

导致哮喘急性发作的诱因有很多,常见的如接触大量过敏原、呼吸道感染、空气污染、天气骤冷、剧烈运动、情绪激动、药物过敏等,当哮喘患者接触这些因素时都有可能诱发哮喘急性发作。特别是平时治疗不规范的患者,其气道处于高反应状态,气道炎症没有得到控制,可能一些轻微的诱因都容易诱发哮喘的发作。但是,对于平时规范治疗、控制很好的哮喘患者,其气道反应性明显降低,即使接触这些诱因,也不容易诱发哮喘发作。

（金美玲）

2. 过敏与哮喘的发作

过敏性疾病是一个全球性问题,1/3 的人一生中会对某些物质过敏,哮喘是过敏性疾病中常见且较为严重的疾病,哮喘控制不好,严重者可导致死亡。

很多哮喘患者都存在明显的过敏现象或者有过敏性鼻炎、结膜炎、皮炎等其他过敏性疾病,接触、吸入或食入过敏原可诱发哮喘发作。

过敏性哮喘发作前有先兆症状如打喷嚏、流涕、咳嗽、胸闷等,如不及时处理,可出现哮喘急性发作,严重者可被迫采取坐位或呈端坐呼吸,干咳或咳大量白色泡沫痰,甚至出现发绀等,某些患者在缓解数小时后可再次发作,甚至导致哮喘持续状态,症状严重,建议及时就医。

（谢华）

3. 气候季节与哮喘的发作

哮喘发病的危险因素包括遗传因素和环境因素两个方面。虽然缺乏明确的流行病学依据和相关研究数据,但目前仍认为气候季节变化对哮喘有一定的影响。

哮喘的急性发作或症状加重常由于接触过敏原、刺激物或上呼吸道感染所诱发。因此,对于哮喘患者,尤其对于过敏原诱发的哮喘,气候季节的变化往往会导致哮喘的急性发作。春季、夏秋交替之季,空气中飘浮大量的花粉和真菌孢子,春季动物换毛导致动物毛屑在空气中飘浮,哮喘患者户外活动时吸入这些变应原后易诱发急性发作。而且春季天气变化无常,气温变化较大,冬季气温低,均易发生上呼吸道感染,而上呼吸道感染和冬季冷空气均可诱发哮喘的发作。但成人和儿童哮喘急性发作好发季节稍有不同,国内外研究均发现儿童哮喘急性发作多发生在春、秋、冬季,而中国台湾一项研究发现成人哮喘因急性加重而住院最常发生在春季。

气候因素亦可对哮喘患者的病情产生较大影响,比如气温、空气湿度,气压和风力等因素。全球变暖,气温上升会导致空气中花粉含量的增加,诱发哮喘急性发作。新西兰一项研究发现,平均气温每升高 1℃,哮喘发病率增加约 1%。温差变化幅度较大时可以成为诱发哮喘的一种重要刺激因素。气温过低,吸入冷空气会刺激气道,引起支气管痉挛,诱发哮喘发作。空气湿度对哮喘同样有影响。当空气湿度太低时可导致气道干燥而容易诱发运动性哮喘,而空气湿度太高和温暖的气候会导致春季花粉增多导致哮喘发作。韩国学者研究发现低空气湿度导致哮喘急诊就诊率增高,而希腊学者发现相对空气湿度高导致儿童哮喘患者住院率增高。气压过低或过高均对哮喘不利。气压低使空气飘浮的变应原以及有害颗粒物滞留低空,从而使患者吸入过多致喘物质。国内外均有研究发现哮喘的急性发作与气压呈正相关,提示气压过高同样对哮喘患者不利。风力对哮喘的影响主要表现为风速高可能导致哮喘加重。还有研究发现,欧洲、澳大利亚等国家在花粉季节的暴风雨天气后会导致花粉过敏哮喘流行,因为暴风雨会导致空气中形成高浓度的吸入性过敏原。因此,气候条件中的诸多因素均与哮喘的发作相关,目前认为在气温、湿度、气压和风力等因素综合影响下,空气中的工业污染物或花粉等过敏原浓度可能发生变化或者直接刺激气道,从而导致哮喘急性发作。

（王彦）

4. 空气污染与哮喘的发作

空气污染是大气中一些物质的含量达到有害的程度以至破坏生态系统和人类正常生存和发展的条件,对人或物造成危害的现象。分为自然因素和人为因素,以后者为主要因素,主要由工业生产和交通运输造成。空气污染的典型代表是雾霾,是雾和霾的混合物。雾是近地面层空气中水气凝结(或凝华)的产物,霾指空气中的灰尘、硫酸、硝酸、有机碳氢化合物等粒子使大气混浊的非水成物组成的气溶胶系统。

空气污染物主要分为颗粒物及气态污染物两大类。通常颗粒物的浓度根据其直径来测定,可分为粗大颗粒物或 PM10(直径 <10μm),细颗粒物或 PM2.5(直径 <2.5μm)和超细颗粒物(直径 <0.1μm)。气态污染物主要包括二氧化硫、一氧化碳、一氧化氮等。二次有机及无机污染物是我国空气污染的重要来源,是由可挥发的有机及无机物在大气中经过特定的反应二次形成的。这种二次形成的颗粒物和气态污染形成的气溶胶主要成分包括有机物、氮化物、硫化物、铵盐、氯化物等,是形成霾的主要成分。

PM2.5 粒径小,表面积较大,可以吸附多种有害物质,极易运输和沉积到细支气管和肺泡表面,难以自然排出体外,从而对气道产生长期持续的病理作用,对呼吸系统危害大,其机制可能为介导机体产生氧化应激反应,诱发炎症因子表达,激发机体免疫炎症反应。

目前研究发现,空气污染与哮喘的发生、症状加重、急性发作、肺功能损害和控制不佳可能有相关性,尤其是哮喘的急性发作。空气污染物中的颗粒物可吸附过敏性物质如真菌孢子和花粉,从而导致或加重哮喘。气态污染物对哮喘患者亦有不同影响,暴露于臭氧可导致气道炎性反应、气道高反应性及肺功能损害,暴露于 SO_2 可导致哮喘患者出现明显的支气管收缩。高浓度 NO_2 可引起轻度的气道炎性反应。长期居住在重度空气污染区是导致哮喘发生的重要的独立危险因素之一。暴露于环境中的 PM2.5 或 PM10 与哮喘患者症状加重相关,特别是对那些具有明显过敏症状的儿童哮喘患者更显著。美国一项针对 5 万余名妇女的为期 6 年的研究表明,PM2.5 暴露增加了成年女性哮喘和喘息风险。香港一项回顾性研究对 2000—2005 年 15 所医院哮喘入院人数与大气污染物之间的关系进行了分析,结果发现空气污染物浓度与哮喘住院率相关,NO_2、O_3、PM10 及 PM2.5 每增加 $10μg/m^3$,风险比分别为 1.028、1.034、1.019、1.021。亦有许多研究发现颗粒物、气态污染物的水平与哮喘急诊入院人数、哮喘急诊就诊呈正相关。一项针对欧洲 4 个城市的旨在观察每日城区空气中 SO_2、NO_2、O_3 和总悬浮颗粒物与哮喘急诊率和住院率关系的研究发现,成人哮喘急诊率和住院率与空气中 NO_2 有关,儿童与 SO_2 有关,但均与总悬浮颗粒无关。其中空气污染对哮喘儿童的影响得到研究者较多的关注,尤其是室内空气污染。美国一项研究以 2~6 岁哮喘患儿为研究对象,观察室内污染物颗粒对哮喘患儿的影响,结果发现室内空气中 PM2.5-10 和 PM2.5 浓度每增加 $10\mu g/m^3$,哮喘儿童症状发生分别增加 6% 和 3%;因哮喘导致儿童活动受限分别增加 8% 和 4%;夜间症状分别增加 8% 和 6%;因喘息导致说话受限分别增加 11% 和 7%;急救药物的使用分别增加 6% 和 4%。室内和周围环境空气中 PM2.5 浓度每增加 $10\mu g/m^3$,哮喘儿童运动相关哮喘发生分别增加 7% 和 26%。国内学者亦观察到室内装饰材料中污染物甲醛及室内被动吸烟与儿童哮喘发生有关。一项荟萃分析,纳入了 7 项研究,结果发现 PM 浓度与儿童喘息率呈正相关,风险比为 1.05。当然,有研究发现即使在空气污染非常严重的城市,控制空气中细颗粒物也能明显降低哮喘加重。由以上研究可知,空气污染与哮喘急性发作相关,可导致或加重哮喘的发作,控制空气污染有利于减轻哮喘患者的发作。

此外,有部分研究提示,空气污染的浓度与肺功能的下降、哮喘控制不佳有关。国内有研究发现,对哮喘患儿肺功能影响明显的污染物主要是 PM10,而 SO_2 和 NO_2 水平未显示对肺功能有影响。幼年暴露于空气污染与哮喘的发病和哮喘患者的肺功能下降相关。长期暴露于空气中颗粒物会增加哮喘失去控制的风险,加重肺功能损害。但是空气污染与哮喘发病的因果关系并未明确。因为在东欧、我国等空气污染较严重的地区,哮喘发病率较低,而新西兰等空气污染很轻的国家,哮喘的发病率却很高。

综上所述,空气污染与哮喘关系较为密切,尤其是与哮喘的发作、症状加重相关,减轻空气污染有助于降低哮喘患者的急性发作和减轻哮喘症状。

（王彦）

5. 呼吸道感染与哮喘的发作

支气管哮喘是一种常见的慢性气道炎症性疾病,其发病与遗传因素和环境因素相关。遗传方面认为哮喘与多基因遗传有关,而环境因素则包括很多,其中吸入物、感染、食物、药物、气候变化及运动等均能参与哮喘的发生。

哮喘可分为急性发作期、慢性持续期和临床缓解期。临床缓解期是指经过或未经过治疗,症状、体征、肺功能恢复到急性发作期以前的水平,并维持 3 个月以上。慢性持续期是指每周不同频度和(或)不同程度地出现喘息、气急、胸闷、咳嗽等症状。

哮喘的急性发作是指喘息、气促、咳嗽、胸闷等症状突然发生，或原有症状急剧加重，常常伴有呼吸困难，以呼气流量降低为特征，严重时可危及生命。患者常因接触到不同的刺激物或呼吸道感染诱发哮喘的急性发作。因此控制哮喘的症状，预防急性发作不容忽视。

呼吸道感染与哮喘发作的关系密不可分。一方面，由于细菌、病毒、支原体、衣原体等本身就是大分子，属于完全性抗原，会使机体产生特异性IgE，而这是哮喘发病或诱发哮喘急性发作重要诱因之一；另一方面，由于哮喘患者气道纤毛黏液清除功能削弱，容易导致各种病原微生物（包括病毒、支原体和细菌等）在呼吸道内定植。而定植的病原微生物会进一步削弱气道上皮的屏障功能。以下就几种重要的呼吸道病原微生物感染与支气管哮喘的发病及急性发作的关系做一介绍。

病毒：婴儿阶段，喘息性疾病通常起源于呼吸道感染病毒，如呼吸道合胞病毒、人鼻病毒、流感及副流感病毒等。而有严重喘息的婴幼儿以后更有可能发展到哮喘。因此病毒感染与哮喘的起始之间有一定关系。此外虽然在学龄儿童或成人阶段，呼吸道病毒感染情况相对温和，但据研究发现，85%的哮喘急性发作与气道病毒感染相关，其中有2/3是人鼻病毒。对于呼吸道上皮细胞来说，一方面，病毒感染削弱了气道上皮的屏障功能，导致对变应原及刺激剂的吸收增加，从而加重炎症；另一方面呼吸道病毒在损伤的气道上皮中的复制大于正常上皮细胞，从而进一步加重细胞的损伤。此外，病毒感染后还会影响气道的免疫平衡，产生更多的细胞因子加重炎症。因此预防及积极治疗病毒性呼吸道感染对于预防哮喘的急性发作具有重要的临床意义。

细菌：20世纪初有学者提出呼吸道细菌感染可以触发支气管痉挛，诱发哮喘急性发作，但在随后很长时间被忽视。随后国外有学者连续跟踪调查273例的哮喘患儿，通过支气管镜取标本送检后发现有12.1%的患儿细菌培养阳性，其中包括流感嗜血杆菌、卡他莫拉菌、萘瑟球菌、非铜绿假单胞菌，铜绿假单胞菌。还有研究发现由多个条件致病菌成分制成的疫苗可以降低哮喘患者的病情严重程度及急性发作的频率。目前认为哮喘患者呼吸道细菌感染常可诱发哮喘急性发作，预防和及时治理呼吸道细菌感染可控制哮喘的急性发作。

肺炎衣原体：国内学者对哮喘急性发作患儿和成人进行肺炎衣原体检测，发现肺炎衣原体阳性率为12%，哮喘患者的肺炎衣原体特异性抗体阳性率为81.3%。可见肺炎衣原体感染在哮喘患者中相当常见。有研究发现肺炎衣原体表面的热休克蛋白是引起机体迟发型变态反应的主要靶抗原，此外，它还可以与其特异的IgE结合，产生速发型变态反应。并且如果体内的肺炎衣原体没有被针对性的清除，其可以持续刺激机体产生IgE而引发哮喘发病。上述的研究提示衣原体感染和支气管哮喘的发病有密切的关系。

真菌：过敏体质人群中大约 20%~30%，普通人群大约 6 % 的人对真菌有呼吸道过敏反应出现。随着年龄增长对真菌的敏感性逐渐下降。曲霉、青霉、芽枝霉、交链孢霉、木霉、毛霉、根霉、犁头霉、共头霉、担子菌及念珠菌等真菌均可引起气道变应性炎症。国内有报道：白色念珠菌感染导致的顽固性哮喘，经过抗真菌治疗后哮喘发作有缓解。临床中有一种疾病称作变应性肺曲霉菌病，是人体气道对曲霉孢子过敏导致的一种疾病。真菌的过敏原一方面能诱发机体产生 T 淋巴细胞参与 IgE 介导的变态反应；此外，能产生毒性蛋白酶的真菌定植在呼吸道黏膜上皮后，能刺激机体产生一系列抗体及炎症因子，扩大免疫反应。因此呼吸道真菌感染与部分哮喘的发病及急性发作有关。

综上所述，多种呼吸道病原体感染与哮喘的发生及急性发作关系密切。在婴幼儿期预防及控制病毒性呼吸道感染可降低未来哮喘的发生，在已诊断哮喘的患者中预防和及时治疗各种呼吸道感染对于控制哮喘的急性发作具有重要的临床意义。

（李满祥）

6. 运动与哮喘的发作

哮喘是一种常见的慢性呼吸系统疾病，多数患者的发病与过敏相关，部分哮喘的发病与运动相关，称之为运动性哮喘。典型的运动性哮喘在运动中或运动后出现咳嗽、气短、喘息、胸痛或者呼吸困难，发作时两肺可闻及广泛的哮鸣音，通过详细的询问病史（特别是运动为气喘发作的诱因）和体格检查，较容易确诊。症状不典型者，如运动后出现头痛、疲劳、肌肉痉挛及运动中异样感觉等，则需要通过实验室检查来进一步确诊。

目前诊断运动性哮喘应用最广泛的检查是运动激发试验，通常采用踏车或平板运动试验，运动开始后使受试者心率达到最大心率的 80% 的亚极限心率，持续 6~8 分钟，于运动前后测定肺功能，以运动后 1 秒钟呼气容积下降≥10% 基础值为运动性哮喘阳性的诊断标准，也可以采用峰流速下降率≥15% 为指标。诊断方法还有调查问卷方式、二氧化碳过度通气试验、甘露醇激发试验等，不过因为这些方法误诊、漏诊率较高，设备昂贵操作繁琐或其他原因，与运动激发试验相比，不是最好的方法。

运动性哮喘的治疗包括非药物治疗和药物治疗。非药物治疗主要包括：①热身运动：正式运动前先做热身运动可以减轻发作程度；②保暖措施：室外运动尽可能选择在温暖潮湿的环境中进行,同时养成用鼻呼吸的习惯,戴围巾和口罩取暖;③体能锻炼:坚持适度的锻炼可以增强体能,提高运动耐力,改善肺功能,减轻运动性哮喘的发作;④饮食治疗:最近有研究结果发现摄入鱼油饮食和低盐饮食可能对运动性哮喘有保护作用。药物治疗则包括吸入性 β_2 受体激动剂、糖皮质类激素及口服白三烯调节药物、色苷酸钠等常规哮喘治疗药物,此外磷酸二酯酶 4 抑制剂、吸入肝素、透明质酸气雾剂等对运动性哮喘均有一定的治疗作用。因为哮喘是一种慢性气道炎症性疾病,因此哮喘的药物治疗常首选吸入药物,且要规律规范用药。

可能大家最关心的是运动性哮喘患者到底能不能运动。目前认为虽然不适当的运动可诱发哮喘的发作,但另一方面,适当的运动又是哮喘非药物治疗中非常重要的一环,可以显著降低哮喘发作的频率和严重程度。

已有大量研究表明,对哮喘患者实施运动疗法是安全和有效的。任何一种有氧运动形式都可用于哮喘患者的治疗。理想的运动频率是每周 3~5 天,强度以运动时出现症状为极限。理想的持续运动时间是每次 20~30 分钟。对于病情严重难以控制的哮喘患者和典型的运动引起支气管哮喘的患者,需要适宜的空气条件如加热的湿化空气,以保证运动的安全。鉴于开始训练时,一些患者不能坚持持续运动 20 分钟,因此 2~3 分钟的休息间隔也是可以的。

已用于哮喘患者康复治疗的运动疗法包括游泳、步行、自行车、跑步、划船、健美操、体操等,其中游泳是哮喘患者最常用的运动疗法。室内游泳池因为有适宜的热度和湿润的空气,常被认为是最合适,也被最多地运用到哮喘患者的康复治疗中。已有研究表明游泳是最不容易诱发哮喘发作的运动。目前推荐的游泳运动处方分 3 个水平:水平一:对象是刚开始参加康复训练的哮喘患者。运动设置为 15 分钟 / 天,3 天 / 周,强度为运动时心跳与平时无差或者增加不超过平时的 20%。当患者已适应水平一,训练期间持续 2 周无哮喘加剧时,可进入水平二。水平二:游泳 30 分钟 / 天,3 天 / 周,强度为心率增加不超过平时心率的 50%。训练期间持续 3 个月无哮喘加剧,此时,对患者的身体素质进行评定以确保他们有能力安全运动在水平三。水平三:游泳在 60 分钟 / 天,3 天 / 周,强度在心率增加不超过基线心率的 75%。只有坚持康复训练才能达到长期的治疗作用。

运动对于哮喘发作来说是把双刃剑,虽然不适当的剧烈运动能诱发哮喘,但适当且合理的运动不但不会诱发哮喘还能降低哮喘患者发作频率,增强体质。希望通过正确合理的运动康复治疗,让广大患者能够参与正常的活动,提高生活质量,拥有健康美好的生活。

(李满祥)

7. 阿司匹林等药物与哮喘的发作

（1）什么是阿司匹林哮喘：由于应用某些药物而引起哮喘发作，称为药物诱发哮喘，包括无哮喘病史的患者应用某些药物后引起哮喘发作以及哮喘患者由于应用某些药物而诱发哮喘发作或使哮喘加剧，药物性哮喘中最常见的是阿司匹林诱发哮喘。以阿司匹林为代表的非甾体类解热镇痛药物所引起的哮喘，无论既往是否有哮喘病史，当口服阿司匹林后数分钟内或数小时内出现诱发的哮喘发作，都称阿司匹林诱发哮喘。

（2）哪些人容易得阿司匹林哮喘：阿司匹林诱发性哮喘好发于中年女性，少见于儿童，少数患者在首次使用解热镇痛药引起的哮喘前虽无哮喘史，却有常年性过敏性鼻炎史，也就是说，在过敏性鼻炎的基础上发生阿司匹林哮喘。

（3）阿司匹林哮喘发作时有什么症状：阿司匹林哮喘多在服用解热镇痛药5分钟至2小时或稍长时间后发生，常伴有发绀、眼结膜充血、大汗淋漓、不能平卧、烦躁不安。某些患者服药后出现鼻部卡他症状，如发作性流涕、鼻痒、鼻塞，继之出现哮喘。某些患者在哮喘发作的同时可出现严重的荨麻疹或血管性水肿。少数病例出现意识丧失，血压下降等休克症状。药物作用持续的时间长短不一，短的仅1~2小时，长的1~2天。患者中有近36%合并有鼻部疾病，包括慢性鼻炎、鼻息肉、副鼻窦炎及嗅觉异常。

阿司匹林哮喘是一种特殊类型的哮喘，初次出现的症状可能是鼻炎，具体表现为气道、鼻腔分泌物增多。症状出现在服用阿司匹林数小时后，首次发病后常有一段间歇期，当再次出现口服同类药物后，则呈常年性发病。尤其是该类型哮喘发作时多为重症，多为难治性哮喘。当患者出现此类症状时，应及时到医院救治。

（4）如何判断患有阿司匹林哮喘：阿司匹林等药物诱发哮喘具有如下几个特点：①有明确的用药史。②用药后数分钟至数天出现哮喘发作。③因变态反应所致的哮喘者除呼吸道症状外还有全身过敏反应表现。④停药后给予相应治疗能使大多数哮喘缓解。⑤既往用此药有类似发作，或下次再用此药或同一类药物时可再次出现哮喘发作。根据以上特点，对于怀疑此病，但病史不确切者，可进行阿司匹林激发试验。

（5）阿司匹林哮喘如何治疗：一旦怀疑哮喘患者为药物性哮喘则立即停用可疑的致喘药物，同时给予吸氧、保持呼吸道通畅、吸痰等处理，并酌情给予抗组胺药、β受体激动药，静滴大剂量糖皮质激素，对重症哮喘应及早进行机械辅助通气。

（6）如何预防阿司匹林哮喘：为了有效防治阿司匹林哮喘，哮喘患者必须

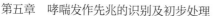

注意做到以下几点：

1）哮喘,特别是合并鼻息肉者,若出现发热,宜首先采用物理方法降温,或用中药退热,应慎用解热镇痛药。因为解热镇痛类药物中扑热息痛诱发阿司匹林哮喘可能性最小,所以,如必须使用解热镇痛药物,可优先选择扑热息痛。

2）阿司匹林哮喘一经确诊,必须禁用解热镇痛药及非甾体抗炎药,包括阿司匹林、APC、非那西丁、扑热息痛、氨基比林、安乃近、安替比林等,并尽量避免使用含有解热镇痛药成分的平喘药,如复方茶碱、银翘解毒片等。使用复方制剂前必须了解其药物组成成分。

3）阿司匹林哮喘患者往往对某些偶氮染料如柠檬黄不耐受,故应避免食用带有该类染料的食物,还应尽量少用各种黄色的糖衣药片。

4）阿司匹林哮喘症状轻者可口服或注射氨茶碱；症状重者应及时静脉使用糖皮质激素(简称激素)及抗白三烯药物。必要时应给予氧疗,并注意保持呼吸道畅通；危重者应进行气管插管、机械通气等治疗。

5）阿司匹林哮喘患者对激素往往比较敏感,因此正确合理地使用激素是治疗的关键。病情较重的患者,应静脉使用激素,每6小时1次,危重患者可酌情加量。症状一经缓解则可改为口服激素,并逐步减少用量,1周左右停用即可。吸入糖皮质激素(ICS)等控制哮喘药物长期使用非常重要,可巩固疗效、预防发作。

6）如果出现黄痰、发热、白细胞增加、有感染征象时,应及时加用抗生素进行治疗。另外,肾上腺素治疗阿司匹林哮喘无显著效果。

（谢敏　刘先胜）

8. 精神因素与哮喘发作

精神因素是支气管哮喘重要的诱发因素之一。一般情况下,哮喘的发病原因是患者呼吸道对外界刺激过强、过高的反应,我们称为气道高反应性。气道高反应的患者,受外界各种物质很少的刺激即可发生哮喘,相反,气道反应性较低时则需要较多的刺激因子才能激发哮喘。精神因素可以诱发和加重哮喘症状,反过来,哮喘患者发作时也常伴有情绪焦虑抑郁。

科学研究报道,抑郁可以引起中枢性和周围性副交感神经活性增强,导致患者哮喘发作或加重。又有资料表明,当一个人的情绪、情感波动时,触发神经系统使机体各器官生理功能发生一系列变化,当在恐惧、焦虑状态下,会促使包括丘脑在内的大脑边缘系统和自主神经系统功能相对增强,使冠状动脉血管收缩,支气管痉挛,哮喘发作。同时通气过度又可导致大脑两侧海马回功能异常,反馈性地引起哮喘。处在哮喘持续状态的患者精神更加紧张、恐惧、焦虑不安,反过来又加重哮喘,形成恶性循环。

哮喘患者除了生物学上病理生理的损害外,同时也常伴有精神心理上的异常。生活中和临床上类似的例子很多。如每当学生期终考试时,急性哮喘发作的病例就会增加。又如:有位 12 岁的哮喘患者,急性发作时用超声雾化吸入后,哮鸣音消失,由哮喘引起的支气管过度痉挛即刻解除。后来该患者频繁来医院要求进行该项治疗。久之,医师在治疗前听诊发现,其哮喘发作的程度一次比一次轻,有时肺部哮鸣音很少,心脏等脏器检查均无异常,但该患者自诉气促难忍、焦急不安。再如,有位成人哮喘患者在春暖花开季节容易哮喘发作,疑为和吸入某种花粉有关,医师劝导他少接触鲜花。在该患者某日去医院就诊时,发现诊室里有一束含苞欲开的鲜花,哮喘立即发作,再仔细一看原来是一束"人造纸花",哮喘就平息了。还有一位哮喘患者在医院候诊室内依次排队就诊,发现坐在他邻近座位的患者哮喘发作,他也随之发作。

俗话说"心病还须心药医"。哮喘患者应该积极接受哮喘管理教育,与哮喘专科医生结成伙伴式关系,主动接受心理疏导,减少情绪波动,防止哮喘发作。比如更年期患者,常有神经衰弱症,对外界事物反应敏感,甚至对普通的言语和行为也有异常反应,并作出对自己不利的解释,引起悲观和情绪不稳定。针对此种情况,患者要自我告诫更年期是一个正常的生理过程,应该保持情绪稳定,胸怀宽广,精神舒畅,注意劳逸结合,适合进行自我放松训练,如适当的户外散步,呼吸新鲜空气,听听音乐,练练气功等。培养多种生活情趣,如养花、练习书画等,使紧张的神经得以松弛,达到预防疾病发作的目的。

安静舒适的环境有利于预防疾病的发作。患者应该主动给自己创造一个安静舒适的环境,每天室内通风 1 次,每次 15~20 分钟,在冬季选择天气暖和的中午通风,通风时患者暂时离开,以免受凉。室温一般保持在 20℃,湿度在 60% 左右。建立科学的饮食习惯,合理饮食,选择易消化、易吸收、高蛋白、营养丰富的食物。多吃水果和蔬菜,多喝水,避免食用引起过敏的食物,如鱼、虾、禽、蛋等。自我严密观察病情,注意哮喘发作的前驱症状,如打喷嚏、流鼻涕、咳嗽等,以便及时采取措施。

在合理的哮喘治疗下,保持轻松、开朗的心情,疾病才能早日康复。

（谢敏　刘先胜）

9. 食物与哮喘发作

食物过敏引起哮喘发作的概率儿童略高于成年人。研究发现,引起小儿哮喘发作的食物主要是面粉、鸡蛋、牛奶、海鱼、蟹、虾、肉类、水果等。

面包师中哮喘发生率高,又称面包师哮喘,可能是患者经常与面粉接触;海产品及水产品的致敏原通常耐热,其熟食品也常常诱发过敏性哮喘,特别是食用不新鲜的海产品可使过敏性哮喘的发生率明显增加;肉类较为常见的包括牛肉、羊肉、猪肉、鸡肉等。少数水果可能诱发过敏性哮喘,如桃子、草莓、樱桃、苹果、香蕉、椰子等,虽仅为个别情况,但必须提高警惕。

(谢华)

10. 哮喘急性发作的先兆有哪些

(1)患者出现咳嗽、胸闷、气促、活动耐力下降、喉部发紧、咽痒、喷嚏、夜间憋醒、流涕、急躁、流泪、胸痛等症状。

(2)监测的 PEF 值近期下降,低于预计值(患者个人的正常值)或患者个人最佳值的 60%~80%,或较基础值降低 20% 以上。

(吴月清)

11. 哮喘患者急性加重需要常备哪些急救药品和物品

哮喘患者急性加重需要常备的药物有:SABA(沙丁胺醇)、布地奈德 / 福莫特罗、口服激素(甲泼尼龙片、泼尼松)、家用吸氧装置(氧气瓶、制氧机)。

(吴月清)

12. 如何在家中对哮喘急性发作进行初步家庭处理

患者如果在家中哮喘急性发作,应立即做到以下几点:

（1）立即脱离过敏原或离开可能引起过敏的场所。

（2）使用 β₂ 受体激动剂。当患者自觉有哮喘急性发作征兆时，立即吸入硫酸沙丁胺醇吸入气雾剂 1~2 喷，如症状无明显缓解时可间隔 4~8 小时再吸入 1 次，但 24 小时内最多吸入不宜超过 8 喷。

（3）可以增加布地奈德 / 福莫特罗 1~2 吸以缓解症状，症状缓解不明显时每日最多不能超过 6 吸。

（4）增加控制药物。增加吸入激素剂量及口服孟鲁司特钠、茶碱类药物等。

（5）可加用口服激素甲泼尼龙片或泼尼松。

（6）家庭吸氧。

（吴月清）

13. 哮喘急性发作时，如何判断病情严重程度

哮喘急性发作时的程度轻重不一，判断病情严重程度需根据临床的症状、体征、肺功能检测和治疗反应等内容，通过比较 PEF 或 FEV₁ 与发作前的变化可以量化哮喘加重的严重程度。

轻度发作：PEF 占预计值正常。有轻度喘息、气急、胸闷或咳嗽等症状，体检无辅助呼吸肌活动。

中度发作：PEF 占预计值 % 或个人最佳值的 60%~80%。有中等程度喘息、气急、胸闷或咳嗽等症状，体检有辅助呼吸肌活动。

严重发作：PEF 占预计值 % 或个人最佳值的 60% 以下。有重度喘息、气急、胸闷或咳嗽等症状，静息时症状严重，体检有"三凹征"，初始药物治疗症状无改善。

哮喘急性发作时病情严重程度的分级具体表现如表 5-1。只要符合某一严重程度的某些指标，而不需满足全部指标，即可提示为该级别的急性发作。

表 5-1　哮喘急性发作时病情严重程度的分级

临床特点	轻度	中度	重度	危重
气短	步行、上楼时	稍事活动	休息时	
体位	可平卧	喜坐位	端坐呼吸	
讲话方式	连续成句	单词	单句	不能讲话

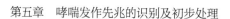

续表

临床特点	轻度	中度	重度	危重
精神状态	可有焦虑,尚安静	时有焦虑或烦躁	常有焦虑、烦躁	嗜睡或意识模糊
出汗	无	有	大汗淋漓	
呼吸频率	轻度增加	增加	常 >30 次 / 分钟	
辅助呼吸肌活动及三凹征	常无	可有	常有	胸腹矛盾呼吸
哮鸣音	散在,呼吸末期	响亮、弥散	响亮、弥散	减弱、乃至无
脉率(次 / 分钟)	<100	100~120	>120	脉率变慢或不规则
奇脉	无,<10mmHg	可有,10~25mmHg	常有,10~25mmHg(成人)	无,提示呼吸肌疲劳
最初支气管舒张剂治疗后 PEF 占预计值或个人最佳值 %	>80%	60%~80%	<60% 或 100L/min 或作用时间 <2 小时	
PaO_2(吸空气,mmHg)	正常	≥60	<60	<60
$PaCO_2$(mmHg)	<45	≤45	>45	>45
SaO_2(吸空气,%)	>95	91~95	≤90	≤90
pH 值				降低

（杨冬）

14. 哮喘发作为什么容易合并肺炎

哮喘急性发作的最常见病因是上呼吸道病毒感染。上呼吸道病毒感染引发哮喘时,整个呼吸道的免疫功能都会受损,患者容易并发下呼吸道和肺部感染及继发的细菌感染。哮喘严重发作时,可发生气道内黏液栓阻塞和肺不张,痰液增多且排痰不畅也易合并肺炎。所以哮喘患者应尽量避免和减少上呼吸道感染的机会,若感染后应及时诊治,多加休息,并积极治疗哮喘急性发作。

（杨冬）

15. 哮喘发作为什么容易发生气胸

重度哮喘急性发作时,肺过度充气,气体无法呼出,潴留于肺泡。随着肺泡中积聚气体增多,肺内压增加,使哮喘已并发的肺大泡破裂形成自发性气胸。另有重度哮喘急性发作机械通气治疗者,也可能导致气道和肺内压增高引发气胸。若出现气胸,宜尽早行胸腔穿刺或胸腔闭式引流治疗。

（杨冬）

16. 哮喘发作容易发生猝死

在中青年人和儿童人群中,哮喘猝死是继心血管疾病之后常见的猝死原因之一。哮喘未控制是发生猝死的主要原因,程度越重,发生猝死的可能性越大。以下原因容易发生哮喘猝死:

（1）之前有类似严重发作的情况。

（2）近期哮喘控制差,常出现气短、夜间憋醒和急救药物使用频次增加。

（3）之前因哮喘严重发作进行呼吸危重监护室治疗或气管插管机械通气治疗。

（4）多次因哮喘急性发作住院或急诊治疗。

（5）每月使用短效支气管扩张剂如沙丁胺醇气雾剂 2 支或 2 支以上。

（6）不能准确判估哮喘急性发作的表现。

（7）来自偏远农村或经济不发达地区。

（8）合并明显的精神疾病。

（9）合并其他器官严重病变,如心脏病或其他肺部疾病。

运动是诱发哮喘猝死的原因之一,中重度哮喘都有可能发生,但发生率很低,充分的哮喘控制可大大减少发生的几率。因此,哮喘患者可以参加适量的体育运动,增强体质,减少其他全身疾病的发生率。

80%~85% 哮喘患者猝死前 12 小时到几周内常有哮喘症状加重的表现,最常见的先兆症状是呼吸困难、胸痛、全身不适和(或)疲劳,及早发现和就医可减少猝死的发生。

有极少部分患者哮喘突然发作并在数小时内死亡,称为突发窒息性哮喘（sudden asphyxiasthma,SAA）。这类高风险患者常常比较年轻（25 岁以下）,属于过敏性哮喘。在哮喘突然发作期间,支气管可能发生严重痉挛,在数分钟内导致呼吸骤停,如果得到积极治疗,有可能会迅速恢复。这类哮喘具体发生的原因还不清楚,可能和平时用药不规律、自我管理能力差或特应性敏感性增加有关。因此,长期、规律、足量地使用哮喘控制药物是避免哮喘猝死的关键。

（程晓明）

17. 长期哮喘控制不佳的并发症有哪些

支气管哮喘长期得不到良好控制,常常会并发多种疾病。

常见的并发症主要有慢性阻塞性肺疾病、肺动脉高压和慢性肺源性心脏病,严重者出现呼吸衰竭,此外还有呼吸道感染、水、电解质和酸碱平衡失调、气胸和纵隔气肿、黏液栓形成和肺不张、心律失常、焦虑症等。儿童哮喘控制不佳常会导致发育不良和胸廓畸形。一旦出现这些并发症,往往影响哮喘的疗效和预后,故应引起重视。

（陈敏）

18. 哮喘发作需要使用抗菌药物吗

支气管哮喘急性发作的诱因包括呼吸道感染、过敏、冷空气刺激、不规律治疗等,如果急性发作由细菌感染诱发或同时存在继发细菌感染迹象则需使用抗菌药物。但大多数支气管哮喘继发感染由病毒或非典型病原体所引起,而抗菌药物对这些感染无效,盲目使用抗菌药物将导致耐药菌株的产生、药物不良反应增加、治疗费用高昂等。相对来说,在支气管哮喘患者中,病程较长、年龄较大的患者较易继发细菌感染,合理、有效地使用抗菌药物可及时控制感染,阻止病情加重。

（陈敏）

19. 哮喘发作需要使用全身激素吗

激素有"口服""吸入""静脉应用"3 种用药方式。使用全身激素即指"口服"和"静脉用药",常用药物包括琥珀酸氢化可的松、甲泼尼龙等。

哮喘急性发作期依据其症状的严重程度不同,可分为轻度急性发作、中度急性发作、重度急性发作。不同程度的发作均有相应的治疗措施。

（1）轻度急性发作:吸入短效 β_2 受体激动剂即可,若效果不佳可加用茶碱缓释片。无需使用全身激素。

（2）中度急性发作:雾化吸入短效 β_2 受体激动剂,并联合雾化吸入激素混悬液或短效抗胆碱能药物,或联合静脉注射茶碱类药物。无需使用全身激素。

（3）重度急性发作:除持续雾化吸入短效 β_2 受体激动剂及激素混悬液、短效抗胆碱能药物、静脉注射茶碱外,还需尽早应用全身激素,待症状缓解后再改为吸入或口服激素。

因此,并不是所有的哮喘急性发作都需要使用全身激素,但在重度或严重哮喘急性发作时,使用全身激素是十分必要的,并应遵从"及时、足量、短程"的使用原则。

（陈敏）

20. 全身激素使用中需要注意哪些副作用

相比口服或吸入型激素,全身激素在支气管哮喘急性发作中有着更为迅猛的疗效,但其全身不良反应也最大,且这些不良反应的发生几率与激素的剂量、使用时间密切相关。使用全身激素需要注意以下副作用。

（1）骨质疏松:长期大剂量使用全身激素极易诱发骨质疏松。

（2）骨缺血坏死:激素是导致骨缺血坏死的常见原因,典型症状为骨关节触痛、疼痛、活动受限等。

（3）血脂、血糖异常:激素可导致血脂、血糖升高,导致高脂血症或激素性糖尿病。

（4）心血管系统疾病:激素可增加缺血性心脏病、心力衰竭的风险。

（5）胃肠道反应:如胃炎、消化道出血、消化性溃疡等。

（6）肾上腺皮质功能抑制:对外界刺激反应能力下降,停用激素后可出现乏力、食欲缺乏、情绪低沉、关节肌肉酸痛等。

（7）并发感染:长期使用全身激素可并发细菌、真菌或病毒（如水痘）感染。

（陈敏）

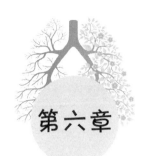

第六章

重度哮喘的自我管理

1. 抗 IgE 抗体（奥马珠单抗）适用什么样的哮喘患者

抗 IgE 抗体（奥马珠单抗）作为全球首个哮喘靶向治疗药物,于 2017 年正式获得中国食品药品监督管理总局（CFDA）批准。它通过与游离 IgE 结合而显著降低游离 IgE 的水平,阻断 IgE 与肥大细胞、嗜碱粒细胞结合,防止炎症介质的释放,能够显著改善哮喘症状、肺功能及生活质量,减少哮喘恶化的发作次数,减少糖皮质激素的用量,而且使用安全,耐受性良好。

国内外哮喘防治指南指出,其适用人群为成人和青少年（12 岁及以上）患者,经 ICS（吸入性糖皮质激素）/LABA（长效支气管舒张剂）治疗后,仍不能有效控制症状的中至重度持续性过敏性哮喘患者。此外奥马珠单抗也是首个治疗慢性特发性荨麻疹的生物制剂,是继非镇静抗过敏（H1- 抗组胺）药之后首个获准用于治疗慢性特发性荨麻疹的药物。

（李靖）

2. 支气管热成形术适用什么样的患者

支气管热成形术是通过支气管镜,将一射频消融探头置入患者支气管腔内,并将体外的射频发生器所产生的热能传导至支气管管壁,通过对支气管壁的加热从而使增生、肥厚的平滑肌细胞发生凝固、坏死,最终达到削减气道平滑肌层,并部分逆转气道结构重塑的目的。

总的来说支气管热成形术适用 18 岁以上的重症哮喘患者,年龄小于 60 岁患者的安全性较好。一些特殊哮喘人群,如需要减少全身用药的育龄期妇女,希望减少吸入药物使用的特殊职业患者（如歌星等）,现有治疗方案带来过敏、骨质疏松、高血压等明显负效应的患者,即使不属于重症哮喘,也可以在医生指导下选择支气管热成形术。

重症哮喘是指下面两种情况的患者：①尽管使用吸入糖皮质激素或长效支气管扩张剂、甚至口服糖皮质激素，仍哮喘控制不佳。②使用大剂量糖皮质激素或长效支气管扩张剂、甚至口服糖皮质激素时无症状，一旦减药就出现哮喘症状。

哮喘控制不佳可能表现为以下情形：尽管每日应用吸入糖皮质激素或长效支气管扩张剂等哮喘控制药物，仍出现症状；频繁或日常的日间哮喘症状；每周至少一次夜间憋醒；由于哮喘导致的误工或误学；需要应用口服糖皮质激素来控制哮喘症状；过去 12 个月内，由于哮喘发作，需要急诊或住院治疗；使用急性缓解药物的次数（短效支气管扩张剂）显著增加。

目前全球患者超过 3 亿，我国约有 3000 万以上的哮喘患者，其中约 5%~10% 的患者为重症哮喘。由于目前治疗哮喘的常用药物包括糖皮质激素、β_2 受体激动剂、茶碱类药物、白三烯调节剂及抗胆碱能药物等，均无法逆转重症哮喘引起的气道重塑，因此需要长期应用，而支气管热成形术是哮喘药物治疗的一种补充，是重症哮喘患者个体化治疗的新选择，可以改善哮喘控制、减少哮喘发作和药物使用、改善哮喘患者生活质量。

（张清玲）

3. 哮喘患者是否需要吸氧

哮喘发作时，由于支气管黏膜发生水肿，气道内分泌物增多，会加重气道阻塞。气道阻塞后可引起肺泡通气不足及换气功能障碍，可能造成机体组织缺氧。轻度哮喘患者的气道痉挛可被一般的支气管扩张剂缓解。加上一些通畅呼吸道的措施，如使用稀释痰液和促进排痰的药物，患者的缺氧情况一般不会出现，因此，轻度哮喘不需要吸氧。中重度哮喘发作时，一般的支气管扩张剂虽能缓解支气管痉挛，但不能改善低氧血症，甚至还会造成血氧分压下降。如缺氧现象不尽快解除，患者可出现高碳酸血症而引起一系列并发症。所以，哮喘患者在缓解期及轻度哮喘发作期一般不需要吸氧；中度发作可根据情况考虑吸氧；重度发作和危重哮喘患者在处理时应立即给予适当浓度的吸氧。

（常春）

4. 什么是难治性哮喘

难治性哮喘定义为采用包括吸入激素和长效 β_2 受体激动药两种或更多种的控制药物,规范治疗至少 6 个月仍不能达到良好控制的哮喘。

（常春）

5. 难治性哮喘需要考虑哪些因素

（1）是否误将其他疾病当作哮喘:是否将其他具有咳嗽、呼吸困难和喘息等症状的疾病误以为哮喘?

（2）是否存在相关或使哮喘加重的危险因素:如是否合并胃食管反流、肥胖伴或不伴阻塞性睡眠呼吸障碍、变应性鼻炎或鼻窦疾病、焦虑等?

（3）药物治疗是否充分:是否遵医嘱用药? 是否正确掌握吸入技术?

（常春）

6. 难治性哮喘容易合并胃食管反流

难治性哮喘从字面上理解就是治疗困难、难于取得良好治疗效果的哮喘,具体来说就是严格按照医生医嘱规范吸入激素和长效 β_2 受体激动药两种或更多种药物,治疗至少 6 个月仍不能达到良好控制的哮喘。而胃食管反流就是胃酸和胃内的其他内容物逆流入食管或食管以上部位的过程。生理情况下比如人在饭后也会发生少许的胃食管反流,但并不引起症状和不适。但如果胃食管反流的发生过于频繁,引起反流物流经组织如食管黏膜等的损伤和炎症,出现吐酸水、胃灼热和胸痛等症状,则称胃食管反流病。

哮喘难治的因素很多,胃食管反流就是其中一种。临床上发现,50% 的哮喘患者可以合并胃食管反流,而难治性哮喘的胃食管反流发生率则达 57%,高于一般哮喘患者。难治性哮喘更容易伴发胃食管反流,可能是由于患者哮喘频繁急性发作,气道明显阻塞,胸腔内的负压加大,而腹腔内的压力增高,使正常食管与胃之间具有抗反流功能的压力差缩小、消失或逆转,反流更容易发生所致。此外,难治性哮喘患者经常口服一些容易引起反流的药物如茶碱、β_2 受体激动药和激素等,也加重反流的发生。因此,难治性哮喘患者更频繁出现吐酸水和胃灼热等典型反流症状。

胃食管反流会如何影响哮喘病情从而导致哮喘难治呢? 有些胃食管反流抵达食管的位置可以高达咽喉部,此时反流的胃酸或其他胃内容物可以微量误吸入下气道,损伤局部的气管支气管黏膜,导致气管支气管黏膜充血水肿和平滑肌痉挛;而大部分的胃食管反流仅到达食管下端,损伤局限食管黏膜,刺激迷走神经纤维,通过食管 - 支气管反射引起支气管平滑肌收缩。胃食管反流对气道的这些作用加重哮喘的气道阻塞,促进病情发展,并导致对哮喘治疗药物的反应性降低,症状控制困难。

哮喘合并胃食管反流如何诊断呢? 当哮喘难治又合并吐酸水、胃灼热和胸痛等症状时,就要考虑胃食管反流可能为难治性哮喘的诱发因素,不过即使缺乏前面这些上消化道症状,也不能排除胃食管反流为哮喘控制不良的原因。在这种情况下,医师会安排一些辅助检查如食管阻抗 -pH 监测以证实是否有异常胃食管反流。胃镜和上消化道钡餐虽然在临床上应用也很广,但灵敏度较低,仅能发现 1/3 患者的反流,不作为首选的辅助检查,仅在特定条件下选择使用。

合并胃食管反流的难治性哮喘如何治疗? 在哮喘规范药物治疗基础上,要适时给予针对性抗反流治疗,以促进缓解哮喘症状、改善病情和提高生活质量。首先是改变生活方式,如减肥,戒烟、酒、浓茶和浓咖啡,饮食清淡,避免辛辣食物和酸性食物如酸奶、碳酸饮料等;其次是尽量避免过多使用加重胃食管反流的口服药物如茶碱和口服激素等;药物抗反流治疗包括口服质子泵抑制剂奥美拉唑和促胃动力药如莫沙必利等,可以先治疗 2~3 个月,待哮喘症状减轻或消失后药物逐渐减量,最后以最小剂量维持治疗。

(邱忠民)

7. 难治性哮喘容易合并鼻窦炎、鼻息肉

难治性哮喘是指尽管经过了规范的哮喘药物治疗,患者仍有明显的哮喘症状和急性加重,甚至需要经常使用全身糖皮质激素才能相对稳定的一类哮喘。在这些严重的哮喘患者中,却往往合并鼻窦炎和鼻息肉。慢性鼻窦炎、鼻息肉并发哮喘的患病率为 20%~30%。据文献报道在 40 岁以上的哮喘患者中,鼻息肉患病率为 10%~15%。在这类患者的诊治中,必须同时关注鼻窦炎和鼻息肉、哮喘两方面的治疗,所谓上下气道,同时治疗。治疗鼻窦炎时,需要注意有无合并感染,必要时需要使用鼻窦浓度高的抗生素(如大环内酯类抗生素)

进行治疗;鼻息肉注意有无手术指征,即使手术摘除了鼻息肉,也要注意规范的药物治疗以预防复发。在这类哮喘合并鼻息肉鼻窦炎的患者中,还不乏阿司匹林哮喘患者,即俗称的阿司匹林三联征,表现为鼻、支气管变态反应,即伴有特应性 IgE 介导的变应性鼻炎和支气管哮喘,阿司匹林不耐受即服用阿司匹林后诱发哮喘发作或加重的临床典型表现。该类型的患者常常表现为发病年龄较晚(常为中年起病,女性多),哮喘病情多较严重,预后不佳,且鼻息肉易复发。阿司匹林敏感患者中哮喘患病率高达 36%~96%。发病机制中,嗜酸粒细胞等大量炎症细胞聚集浸润,花生四烯酸代谢过程的高表达是这类患者的主要病理生理特征。因此治疗上推荐吸入激素联合 β_2 激动剂的基础上,同时合并白三烯受体拮抗剂的联合治疗。

（汤葳）

8. 难治性哮喘容易合并支气管扩张

难治性哮喘患者常合并有支气管扩张,报道比例约为 25%~40%,相比一般哮喘发生支气管扩张的比例明显增加 3%。一方面,难治性哮喘患者容易反复发作,持续存在的气道炎症和反复的气道上皮损伤 / 修复可引起支气管管壁的破坏;另一方面,难治性哮喘患者易反复发生呼吸道感染,支气管的反复感染可致支气管壁结构破坏,引起支气管的不可逆性异常扩张,从而容易导致支气管扩张。临床上哮喘患者如经常伴咳嗽、咳脓痰或咯血,进行病原体分离及高分辨率 CT(HRCT)可进一步确诊支气管扩张。哮喘合并支气管扩张进一步加重气流阻塞,更易感染,也更易出现哮喘急性发作和增加住院的风险,需要引起医生和患者的重视。

（赵海金）

9. 重度哮喘容易合并真菌过敏

真菌及其孢子是一种常见的过敏原。真菌种类繁多,迄今已发现 80 多种真菌可诱发呼吸道过敏性疾病,其中曲霉是导致哮喘发作的重要真菌;曲霉中的烟曲霉、黑曲霉、黄曲霉都可引起过敏反应。

真菌过敏是一种比较常见的现象,但在哮喘患者尤为多见。调查发现我国哮喘患者中 25%~50% 对真菌过敏,有的地区甚至更高。由于我国幅员辽阔,气候差异大,不同地区真菌过敏原的种类分布有所不同,加之检测采用的过敏原和具体方法也存在差异,所以报道中真菌过敏的发生率会存在较大的差别。

真菌的抗原物质(过敏原)绝大部分来自真菌孢子和菌丝,其中真菌的孢子致敏性最强。流行病学研究发现,空气中烟曲霉孢子浓度的升高与哮喘病情加重密切相关。很多研究都证实真菌过敏与严重哮喘密切相关。

国外有人发现,在需要专科医生诊治的持续性哮喘患者中,25%~50% 对曲霉或其他真菌皮试反应阳性。暴露于真菌孢子(特别是链格孢)或者对其过敏,是哮喘的一个危险因子,包括严重哮喘。危重症哮喘发作患者真菌过敏现象比其他患者要常见。需入住重症监护病房的严重哮喘患者中,对曲霉过敏的阳性率明显高于门诊控制良好的哮喘患者。真菌过敏还与成年哮喘患者急性发作住院率明显相关。在儿童哮喘,皮肤真菌抗原点刺试验阳性的儿童与阴性儿童相比,哮喘发作天数明显增加。室内真菌暴露增加哮喘儿童急诊就诊次数,室外真菌暴露明显与哮喘症状以及哮喘发作风险相关。总之,真菌过敏与哮喘病情重、哮喘死亡、住院、住重症监护病房都有关系。

值得关注的是,临床上还有两种与真菌过敏密切相关的哮喘类型:即真菌过敏性重症哮喘和变应性(过敏性)支气管肺曲霉病。重症哮喘是指应用大剂量的吸入糖皮质激素和长效 β 受体激动剂(一种支气管舒张剂)仍无法控制的哮喘,换句话说就是,在上述治疗方案基础上哮喘控制不好,或治疗药物不能减量,减量后病情反复加重。这种哮喘如果同时存在真菌过敏的证据,包括真菌皮肤试验阳性或者真菌抗原特异性的血清 IgE 抗体阳性,则称为真菌过敏性重症哮喘。引起这种哮喘的真菌并不是很清楚,可能有分枝孢子菌、链格孢、青霉菌、念珠菌、毛癣菌等。过敏主要是由于气传孢子的吸入导致肺的过敏性免疫反应,持续真菌吸入则导致过敏反应长期存在。

变应性支气管肺曲霉病是指曲霉定植在哮喘患者气道中,激发曲霉特异性免疫反应。除了哮喘外,有的患者会咳棕褐色黏冻样痰栓,肺部 X 线或 CT 检查可发现肺部阴影、支气管扩张,反映过敏的指标 - 血总 IgE 明显升高,反映真菌过敏的指标 - 血曲霉特异性 IgE 和 IgG 阳性,曲霉抗原皮肤试验阳性。这种特殊类型的哮喘往往需要口服糖皮质激素治疗才会控制病情发展。

总之,真菌过敏与严重哮喘有密切关系,在诊治重症哮喘或难治性哮喘时,须进行有关真菌过敏的检查,同时检查气道内是否存在真菌,例如痰液真菌检查。如真菌检查阳性,对于有指征的患者,则可以在治疗哮喘药物的基础上加用抗真菌药物,部分患者将会收到明显治疗效果。

(孙永昌)

10. 老年人得了哮喘要注意和心血管疾病的鉴别和综合诊治

老年哮喘的定义分为广义和狭义,广义的老年哮喘为年龄≥60岁,符合支气管哮喘诊断标准的所有患者。而狭义的老年哮喘为年龄≥60岁的新发生的哮喘(称晚发老年哮喘)。老年期是继青少年期后的第二个哮喘发病高峰期。因哮喘导致的死亡,有2/3系65岁以上的患者所构成,其可能与高龄、精神因素(抑郁/焦虑)、吸烟、心血管、肺、肾等基础疾病以及其他危险因素有关。老年哮喘用于门诊、住院治疗、健康保健、共病处理的医疗资源亦明显高于青年哮喘。从支气管哮喘这种病症的具体内容和表现来看,由于老年人对于药物的耐受性比较差,且他们的生理功能也正在逐步衰退,老年哮喘目前已愈来愈受到世界的关注。

老年哮喘患者症状不典型。多数有长期咳嗽、咳痰、胸闷、气短、喘息的症状,但皆非哮喘特征性症状,胸部听诊哮鸣音可能不典型,老年哮喘的症状容易和其他疾病混淆如慢性阻塞性肺疾病(COPD)、肺栓塞、胃食管反流性疾病、急性支气管炎、支气管扩张症、肺部肿瘤等,特别是心血管疾病,因此需要进行系统全面的询问及检查。

老年支气管哮喘与心血管疾病的鉴别需注意:

(1)详细询问病史:对于60岁以上喘息、气短,呼吸困难的患者,特别是肥胖患者,要仔细询问哮喘及冠心病等相关病史,并追问哮喘发作的诱因、持续时间、程度及缓解方式,与心源性哮喘鉴别。

(2)仔细查体:对于高龄患者,不能因肺部干湿啰音而轻易诊断为肺部感染、支气管哮喘,应详细检查心肺体征。

(3)充分利用常规辅助检查:①胸片:左心衰时,X线多表现为心影增大,心胸比例大于0.5,两肺下野透亮度减低,肺门呈蝴蝶状。②心电图:左心衰者可表现为左室肥厚、劳损,可有心律失常、心肌缺血等;而支气管哮喘多无此改变。③超声心动图及彩色多普勒:可显示左室壁厚度、左室腔内径及其射血分数,以评估心功能,并可观察到瓣膜反流,这些指标的改变有助于鉴别诊断左心衰。

老年哮喘的治疗:老年哮喘的基本病理改变与其他年龄组哮喘相同,均是气道的慢性非特异性炎症,因此基本治疗与其他年龄组哮喘的治疗相同。①抗炎治疗是首要治疗原则。②切实避免各种发病诱因。③避免使用可能加重哮喘的药物。④加强对患者及家属的宣传教育。⑤体育锻炼。⑥控制体重。但是老年哮喘的治疗也有其需要注意的特殊方面。

必要的教育:研究发现老年人对医嘱的依从性较差,不按照治疗方案用药的比例可高达 60% 以上。原因主要是记忆力减退、对药物的理解能力较差以及忽视按时用药的科学性,因此对于老年性哮喘应该注意用药种类尽量少,给药方法尽量简单。对于不可缺少的方法如雾化的使用技术应反复示范,让老人充分理解,同时要教育其子女和陪护人员,以便及时指正。

老年哮喘由于其更具异质性,容易患有多种其他疾病,如心脑血管疾病、COPD、痴呆、抑郁症等,因此治疗时需考虑到症状控制、合并症的影响、同时治疗及自我管理能力差等问题,以及注意药物的毒副作用、药物之间的相互影响。老年患者心脑血管疾病多发,使用 β 受体激动剂时应注意其心血管副作用。而冠心病、高血压患者经常服用的 β 受体阻滞剂倍他乐克可以诱发或加重支气管哮喘发作。

老年哮喘患者若哮喘控制不佳,可阶梯方式逐级调整治疗方案,而在选择增加 ICS 的剂量还是添加 LABA、噻托溴铵或白三烯受体拮抗剂时,需要综合评估患者的合并症和治疗有效的可能性。要注意其可引起尿潴留、心动过速、眼内压升高等不良反应。对老年人,即使心功能正常的老年患者,输液也要掌握总量与速度,并密切观察时刻警惕心功能不全的可能。对于顽固性呼吸困难,伴有咳嗽、咳痰,经扩张支气管药及抗生素治疗无效者,可给予强心、利尿、扩血管等改善心功能的药物行试验性治疗,若症状逐渐好转,可能为左心衰所致,并需进一步寻找病因。

白三烯调节剂是目前除吸入激素外,唯一可单独应用的长期控制药。对于老年患者,此类药物副作用较少,不受年龄限制,对症状的改善大于对肺功能的改善,口服给药,一日一次,依从性良好,可作为糖皮质激素和长效 β 受体激动剂的良好补充。尤其适用于阿司匹林哮喘、运动性哮喘和伴有变应性鼻炎的哮喘患者。

抗胆碱能药物,此类药物支气管舒张较弱、起效较慢,不适合作为哮喘控制的一线药。但其心血管副作用较少,安全性较好,适合老年患者。要注意其可引起尿潴留、心动过速、眼内压升高等不良反应。

注意低钾血症:老年哮喘急性发作合并低钾血症的发生率高,潜在危险性大,治疗时应注意监测血钾,及时有效补钾。

重视综合治疗:①老年危重患者多伴有脱水、电解质紊乱、能量不足甚至生命体征的不稳定等情况,应给予全身支持治疗及加强监护;②除Ⅱ型呼衰外均应给予高浓度氧,使氧饱和度达到 90% 或以上,保证机体氧供应,避免出现脏器功能不全;③控制感染,多数重症哮喘患者由呼吸道感染诱发或伴有呼吸道感染,应根据感染程度和部位选择抗感染药物,尽量选择对肝、肾损伤小的抗生素;④部分患者合并其他系统疾病,如高血压、冠心病、糖尿病及肝、肾功能不全等,治疗时应同时兼顾,注意所用药物之间相互影响,适当调整药物剂量。

老年哮喘有其特殊性，及时诊断和有效治疗可提高患者预后和生活质量。

（唐华平）

11. 长期慢性重度哮喘最终会导致慢阻肺吗

重度哮喘是慢阻肺发生发展的重要危险因素之一。慢性重度哮喘患者如果长期没有得到良好的管理和控制，持续的气道炎症等可促进气道重塑，即气道的结构细胞和组织重新构建形成新的形态，导致不可逆转的气道狭窄，引起持续性的气流受限，增加治疗难度。有些重症哮喘患者可能同时有抽烟史或生物燃料等毒性物质的暴露情况，这些因素进一步促进了慢阻肺的形成，在影像上可有肺气肿的出现，肺功能检查显示弥散功能下降。需注意，这些患者往往表现既具有哮喘的临床特征，又具有多个慢阻肺的特征，临床上称这部分患者为哮喘 - 慢阻肺重叠。研究报道重度哮喘患者中约 1/3 合并哮喘 - 慢阻肺重叠，这往往意味着病情可能更严重，更容易反复，需引起患者足够重视。

（赵海金）

12. 长期慢性重度哮喘最终会导致肺心病吗

长期慢性重度哮喘可以导致肺源性心脏病（肺心病），这也是由于肺脏原因引起心脏功能不全的重要原因之一。长期慢性重度哮喘由于控制不佳，可以造成缺氧状态以及高碳酸血症、肺血管床破坏，而缺氧是肺动脉高压发生和发展的一个关键因素。一方面，缺氧时收缩血管的活性物质增多，如白三烯、5-羟色胺（5-HT）、血管紧张素 II 等使肺血管收缩，血管阻力增加；另一方面，高碳酸血症时，由于 H^+ 产生过多，使血管对缺氧的收缩敏感性增强，致肺循环阻力增加，随着病情的进展，可发展为肺动脉高压。而肺动脉压持续升高，又增加了右心的负荷，长此以往，可以导致肺心病。

（赵海金）

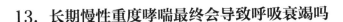

13. 长期慢性重度哮喘最终会导致呼吸衰竭吗

长期慢性重度哮喘可以导致呼吸衰竭。肺的主要生理功能是进行气体交换,简单理解就是机体从外界摄取氧气,并排出二氧化碳(CO_2)的过程。长期慢性重度哮喘患者由于支气管壁充血肿胀,管壁平滑肌痉挛,管腔内分泌物增多,可使气道内径变窄而增加气道阻力,进而引起阻塞性通气不足。严重的气道阻塞,肺通气障碍加重,动脉血氧分压下降,可出现低氧血症,临床上称为 I 型呼吸衰竭,进一步加重可导致 CO_2 潴留,出现低氧血症同时伴 CO_2 潴留,临床上称之为 II 型呼吸衰竭。感染、治疗或用药不当、并发气胸、肺不张和肺水肿等均是哮喘并发呼吸衰竭的常见诱因。一旦出现呼吸衰竭,由于严重缺氧,CO_2 潴留和酸中毒,治疗哮喘更加困难。

（赵海金）

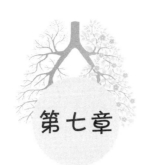

第七章

哮喘的预防

1. 哮喘会遗传吗

哮喘是一种复杂的、具有多基因遗传倾向的疾病,其发病具有家族聚集现象,亲缘关系越近,患病率越高。许多研究表明,哮喘患者后代与非哮喘患者后代相比,哮喘患病率及其相关的哮喘表型明显增加。一项针对 1246 个健康新生儿的队列研究发现:母亲有哮喘病史的学龄期儿童在 6 岁出现哮喘和持续喘息症状的风险增加了 4.1 倍。而父母的过敏性疾病史甚至可以将后代出现喘息症状的风险提升 8.32 倍。虽然风险增加,但是遗传有哮喘易感基因的后代并不会都发展为哮喘患者,因为环境因素对哮喘的发展影响也较大。环境因素包括过敏原因素和非过敏原性因素。过敏原因素如室内过敏原(尘螨、家养宠物和蟑螂等)、室外过敏原(花粉和草粉等)、职业过敏原(油漆、饲料和活性染料等)、食物(鱼虾蛋类和牛奶等)、药物(阿司匹林和抗生素)等,非过敏原性因素如大气污染、吸烟、运动、肥胖等。深入研究基因 - 环境相互作用将有助于揭示哮喘发病的遗传机制。

(刘晶)

2. 如何预防季节性哮喘

季节性哮喘主要是由一些具有季节性特点的过敏因素诱发的哮喘,常见的与季节相关的过敏因素包括冷空气、花粉、尘螨等吸入性物质。当哮喘患者接触这些物质后,易诱发哮喘发作。对于季节性哮喘患者的自我管理应注重预防,避免哮喘反复急性发作,可以从以下几个方面着手:

(1)明确诱发自身哮喘发作的过敏原

1)很多情况下通过详细回忆病史,可明确诱发哮喘的因素。例如,春季、夏秋季节的花粉易引起季节性哮喘发作;南方梅雨季节的霉、北方秋冬季节的冷空气常常可以诱发哮喘发作。

2)皮肤点刺试验或血清特异性 IgE 测定。2015 年的英国哮喘指南草案更改了以往"对哮喘患者进行过敏原检测是不重要"的观点,认为给哮喘患者进行过敏原的检查是有必要的,通过以上检测可以更准确的发现哮喘患者的过敏原。

(2)尽量避免或减少接触季节性过敏原

1)哮喘患者应当养成随时收听天气预报的习惯,根据天气及环境变化,调整活动范围。如遇恶劣天气,最好不外出或采取预防措施(如戴干净的口罩)。

2)对于有过敏史的哮喘患者,在室外花粉和真菌含量超标时,应紧关门窗,待在室内,以减少暴露于室外过敏原。

(3)预防性药物应用:对于有明确季节性过敏史的患者,可以考虑在发作季节前 2 周规律吸入布地奈德等糖皮质激素,或应用色甘酸二钠或氯雷他定等抗组织胺药物,以避免气道过敏性炎症,降低气道高反应性。但应注意全身激素不宜作为季节性哮喘的预防用药。

(4)变应原特异性免疫疗法(也叫脱敏治疗):如果已经明确了患者对哪种季节性过敏原过敏(例如某种特定花粉),可以考虑于哮喘发作季节前 2~3 个月开始脱敏治疗,并在发作季节期间用维持剂量给药。但应注意脱敏治疗应在专业医师指导下进行,其远期疗效和安全性尚待进一步研究与评价,变应原制备的标准化也有待加强。

(刘晶)

3. 哮喘患者的家居环境需要注意些什么

哮喘患者常对家居环境中多种物质过敏,故应注意以下问题:

(1)螨虫的暴露与哮喘发生的相关性已得到证实,螨虫是最常见的过敏原,而室内的地毯、垫子和皮毛玩具等是最易滋生螨虫的物品,例如一个垫子中的螨虫数量可有 200 万多只。所以哮喘患者的室内应尽量避免应用这些物品,保持室内干燥、明亮,保持一定的日照时间,避免阴暗、潮湿,并勤晾晒被褥,以免滋生螨幼虫。

(2)家中应避免饲养家畜、家禽、宠物及鸟类,因为它们的皮屑和排泄物也是常见的过敏原,对于哮喘患者具有很强的致敏效果。

(3)应保持室内干燥,避免真菌滋生。

(4)避免栽培一些有花植物,当春季花粉飘扬时宜封闭门窗。

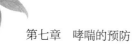

（5）墙壁和地面避免粉刷油漆,装修尽量采用环保材料,切勿使用各种喷雾杀虫剂,避免樟脑、香水、化妆品等刺激性气味。

（6）室内不要吸烟,要采用适当方法减少煤气和油烟的污染。

（7）室内装修及家具尽可能简单,容易清洗。经常保持室内的清洁卫生,不让灰尘堆积。因为室内尘埃能够作为一些常见过敏原(如尘螨及其排泄物、真菌及其孢子、花粉等)的载体,从而诱发哮喘发作。

（8）家庭中应用空调器时应避免直接接触冷风,而且应定期清洗,避免内部聚集尘螨滋生真菌等。

（9）一些昆虫(例如蟑螂)也是常见的过敏原,故如果发现居住环境中有蟑螂等昆虫,应及时进行清理。

（10）哮喘患者还要注意避免室内环境污染,应用非污染的加热设备和厨房烹调设备,较好的排风设备可以尽量将室内污染排到室外。

（刘晶）

4. 哮喘患者可以饲养宠物吗

动物过敏原与哮喘发病的关系比较复杂,有研究发现宠物过敏原导致哮喘和喘息风险增加,风险程度可能与儿童跟宠物接触的密切程度有关;也有研究提示,生命早期接触宠物可降低儿童过敏风险。但对于已经明确患有过敏性哮喘的患者,应尽量避免饲养宠物。因为它们的皮屑、口水、排泄物等是常见的过敏原,而且宠物皮毛内容易聚集高含量的尘螨,这些对于哮喘患者具有很强的致敏作用。假如哮喘患者家庭中已经饲养宠物,在回顾病史或经皮肤点刺试验或特异性 IgE 检测后,发现哮喘是由宠物相关过敏原诱发的,这时就更要远离宠物,并对房屋进行彻底的大扫除。由于宠物皮屑及分泌物可能存留时间较长,故患者最好搬离房子一段时间,以彻底消除宠物过敏原的影响。此外,哮喘患者在室外活动时也应注意避免接触宠物或去动物园等场所。

（刘晶）

5. 哮喘患者的饮食需要注意些什么

过敏性哮喘患者首先需要明确自己是否存在食物过敏。患者可以通过到医院做过敏原检查来发现自己过敏的食物,或者在生活中注意观察自己在食用某种食物后是否出现哮喘发作、荨麻疹、腹泻等过敏症状。如果明确引起过敏的食物,患者应该避免食用该食物以及含有该成分的食品。

哮喘患者在避免食用过敏食物的同时也要注意饮食的丰富、合理。应该根据中国营养学会的推荐,每日保证奶类、肉类、蔬菜水果和五谷等合理摄入。当患者因为某种食物过敏而不能食用时,可以通过其他食物补充相应的营养素。比如牛奶过敏的患者,如果对豆类、肉类不过敏,可以通过饮用豆浆、食用瘦肉来补充蛋白质。避免因为过度忌口而造成营养不良。

哮喘患者的饮食还应该清淡、少油脂,这样可以帮助患者维持正常体重,减少肥胖的发生。肥胖是哮喘控制不良的一个危险因素,因此每一位哮喘患者都应该争取将自己的体重控制在正常范围。

饮酒可能会诱发哮喘发作,因此即使患者对酒精不过敏,也不建议饮酒。

（胡艳）

6. 哮喘患者能否运动以及运动时需要注意些什么

哮喘患者经过正规的治疗通常是可以进行体育运动的,适当的运动可以增强体质,对哮喘患者有益。在进行运动时需要注意以下几点:

（1）避免过于剧烈的运动。哮喘患者应该根据自己体力以及哮喘控制的情况,循序渐进地进行运动。以慢跑、骑自行车、打太极拳、游泳等有氧运动为佳。

（2）避免在寒冷干燥或雾霾天气运动。吸入干冷的空气或雾霾均可以诱发哮喘发作。因此冬季、空气质量不佳时可以选择室内运动。

（3）运动前预防性用药。对于运动性哮喘患者应在运动前吸入沙丁胺醇等速效支气管扩张剂,5~10分钟后再进行活动,这样可以避免运动性哮喘发作。

（4）避免在哮喘急性发作期运动。在哮喘发作期,气道反应性高、机体缺氧,不适宜进行活动。积极的治疗、充分休息才能帮助患者尽早恢复。

（胡艳）

7. 哮喘患者感冒时需要注意些什么

感冒是常见的哮喘诱发因素之一。当哮喘患者感冒时,需要警惕诱发哮

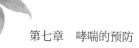

喘。感冒期间,患者应使用峰流速仪监测自己的峰流速。如果峰流速明显下降或出现喘息症状时可以按需吸入沙丁胺醇或福莫特罗 / 布地奈德缓解症状。必要时及时就医,遵医嘱调整哮喘用药。

感冒多是病毒感染引起,多呈自限性,应避免滥用抗生素。可以服用泰诺、康泰克等感冒药缓解症状。但是对阿司匹林过敏的哮喘患者,可能对这些复方感冒药中的类似成分过敏,从而诱发哮喘急性发作,应特别注意,需要在医生指导下使用。

冬季除了普通感冒还是流感的高发季节。流感的症状往往比普通感冒重,多表现为高热、全身疼痛、乏力等。流感的传染性强,多有人群聚集发病的特点。对于有哮喘基础病的患者感染流感病毒后更容易出现肺炎等严重并发症。因此在流感高发季节、出现流感样症状时应及时就医。

（胡艳）

8. 哮喘患者手术前后需要注意些什么

手术前后指的是术前 5~7 天到术后 7~12 天。关注这个特殊时间段的目的和意义为:
（1）降低围手术期哮喘急性发作风险。
（2）降低麻醉,手术操作气道不良事件的风险。
患者需要做的事情包括:
（1）告知医生自己患有哮喘,以及正在用的药物,请呼吸科医生会诊。
（2）行肺功能检查（急诊手术除外）。
（3）择期手术最好在哮喘达到良好控制后进行。
（4）急诊手术,需要充分评估气道风险与手术必要性。
（5）围手术期应规律应用维持药物（比如 ICS,ICS+LABA 等）。
（6）术后尽早下床,并加强呼吸训练。

（程哲）

9. 哮喘患者怀孕了应该注意些什么

（1）哮喘患者怀孕后,1/3 会出现病情加重。

（2）哮喘控制不佳,会导致孕妇发生子痫或妊高征,还可增加胎儿围生期病死率、早产率和低体重儿的发生率。

（3）哮喘患者怀孕后,治疗原则与典型哮喘相同,但要慎重选择药物。

（4）评估和监测哮喘病情:监测 PEF 变异率。

（5）控制哮喘加重的因素,避免接触诱发因素。

（6）出现咳嗽、胸闷、气急、喘息,或 PEF 下降 20%,胎动减少以及 $SaO_2\% <$ 90%,需要立即吸入沙丁胺醇 2~4 吸;若不缓解,20 分钟可再次吸入;吸入 3~4 次,仍不缓解,需要立即去医院就诊。

（程哲）

10. 月经期间哮喘患者需要注意些什么

月经性哮喘是指妇女哮喘发作与其月经周期有关,包括月经前哮喘和月经期哮喘,与重症哮喘或难治性哮喘有关。月经来潮前 5~7 天发作,月经来潮后症状自行缓解,称为"月经前哮喘";月经期发作或加重,月经期过后症状自行缓解的哮喘,称为"月经期哮喘"。凡在月经前后出现规律性哮喘且排除其他原因导致的喘息即可诊断。月经性哮喘主要是雌激素分泌紊乱的结果,精神因素构成重要的诱因,临床特点与其他类型的哮喘相似。

预防和减少月经性哮喘的发作,可以从以下几方面着手:

（1）加强身体锻炼,增强体质,改善机体的反应性。

（2）月经来潮时,保持心情舒畅和情绪稳定,切勿恐惧、担忧和烦躁,防止情绪波动导致迷走神经过度兴奋,大量分泌致支气管痉挛的神经递质,从而诱发哮喘发作。

（3）规律使用哮喘控制性药物治疗,根据临床控制水平定期调整治疗方案。

（4）反复月经前发作的哮喘,可在周期性哮喘发作前数天口服预防药物,如酮替芬（2 次／天,每次 1mg）或孟鲁司特（10mg,1 次／天）;月经来潮前适时使用黄体酮肌内注射,酌情使用炔羟雄烯唑（雄激素）。

（郭禹标）

11. 更年期的哮喘患者需要注意些什么

女性进入更年期后,由于体内激素分泌的变化（主要是雌激素分泌减少）,

哮喘发病的风险增大。更年期的妇女抵抗力下降,更容易发生呼吸道感染,当发生哮喘后情绪易紧张,对以吸入激素为主的治疗方案顾虑较多。所以,多方面的因素造成更年期的哮喘患者病情较重,症状不易控制。

更年期的哮喘患者需要注意以下事项:

(1)规律使用哮喘控制性药物治疗,根据临床控制水平定期调整治疗方案。

(2)保持心情舒畅和情绪稳定,切勿恐惧、担忧和烦躁,防止情绪波动。

(3)哮喘控制不佳且围绝经期症状严重者,与妇科医生配合,在严格把握适应证和禁忌证的基础上,考虑"激素补充治疗"。

(郭禹标)

12. 老年哮喘患者需要注意些什么

老年是哮喘发病的第二个高峰,其发病机制和临床表现与一般哮喘基本相同。由于老年人气流受限感知力较差,老年人群的哮喘诊断率往往不足;但部分患者又常合并心血管疾病,心脏功能不全导致的呼吸困难易与哮喘混淆,导致哮喘过度诊断。老年哮喘的临床诊治面临更多的困境:临床诊断困难,重症患者多,药物治疗反应差,住院率和死亡率高。

老年哮喘患者的病情控制,需注意做好以下工作:

(1)尽早识别哮喘相关症状,早期诊断。

(2)医生指导下规律治疗,分清楚控制性药物和缓解性药物,并正确掌握各种药物的吸入装置技术。

(3)正确使用峰流速仪监测肺功能,及早发现哮喘控制不佳,及时就诊。

(4)注意药物应用的特殊性:合并心血管疾病患者使用 β 受体激动剂、合并青光眼或前列腺肥大者使用抗胆碱能药物、合并使用影响氨茶碱代谢的药物的患者和合并糖皮质激素相关不良反应的老年哮喘患者,在选择哮喘治疗药物时需注意相关不良反应。

(5)注意避免接触过敏原和各种诱因:居室保持简洁干净,常规做过敏原筛查并避免接触,注意预防上呼吸道感染。

(郭禹标)

13. 尘螨过敏如何防护

尘螨是室内最常见的过敏原,肉眼看不到,最佳生长条件是温度大约25℃和相对湿度大约75%的环境;它们以人类的皮屑为食,床垫和枕头是螨生存的理想地方。尘螨过敏者可表现为支气管哮喘、过敏性鼻炎、过敏性眼结膜炎、荨麻疹及异位性皮炎等。

防护尘螨过敏首选避免过敏原接触。如下列做法:

(1)尘螨怕冷、怕热及干燥,因此对床上用品及被褥进行高温洗涤(55度以上浸泡半小时)、冷冻及干洗能够杀死螨虫。

(2)降低室内温度和相对湿度,亦能抑制尘螨的生长。

(3)化学除螨剂能使室内尘螨的水平减少,但化学剂有潜在对患者致敏的可能,因此不提倡使用。

(4)定期打扫卫生,建议每晚扫床,要避免扫床时扬起灰尘。

(5)卧室的地毯是螨过敏原的主要存在之处,除去卧室的地毯是一种有效的方法。

(6)柔软的玩具也是螨的重要藏匿之处,要及时清理。

(7)有人主张使用致密的防螨枕芯和床垫以减少过敏者与尘螨接触,但上述材料价格一般较昂贵。

尘螨过敏引起支气管哮喘、过敏性鼻炎的患者,除了药物对症治疗外,还建议进行针对病因的免疫治疗,免疫治疗主要应用尘螨过敏原提取液来对过敏患者进行脱敏治疗;这是唯一可以根治过敏性疾病的方法,具体治疗措施需要到专科进行。

(谢华)

14. 霉菌过敏如何防护

霉菌隐藏在潮湿的地方,如:浴室、卫生间、橱柜、水池附近。大量霉菌会诱发支气管哮喘,为避免家中出现霉菌,要做到:

(1)居住:把日照和通风良好的房间当寝室,选择有窗户的房间当寝室,避开潮湿房间。卫生间的地面和墙壁应经常擦洗,保持光洁,浴帘亦要经常清洗,避免霉菌生长。

(2)除湿:保持室内干爽、通风。可使用除湿机让家中湿度保持50%以下,

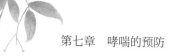

以抑制霉菌生长。经常给冰箱除霜、清洗并保持干燥,以防霉菌生长。

（3）防霉:室内尽量不要摆放盆栽植物,因为霉菌也可生长在土壤中;有霉味的地毯、纺织品以及书籍均及时丢弃;墙壁天花板上有大片霉斑时也可选用防水、防霉好的乳胶漆重新粉刷。

（4）外出:应避开霉菌易于滋生的地方,如树叶堆、近地处树干、阴暗处或草木繁茂处及堆放垃圾的地方。

（谢华）

15. 花粉过敏如何防护

花粉在空气中飘散时极易被人吸进呼吸道内。风有利于花粉的传播和消散,花粉在大风中可以传送至几百公里远的地方。花粉过敏者吸入花粉后,会产生过敏反应,主要症状为打喷嚏、流涕、流眼泪、鼻、眼及外耳道发痒,严重者还会诱发支气管哮喘。

科学防护对花粉过敏者非常重要。

（1）居家:对花粉过敏者,在花粉高峰期尽量减少外出,多在室内活动,尽量少去花草、树木茂盛的地方,更不要随便去闻花草。

在家要关好门窗,在阳光充足且刮风的天气里,最好喷湿纱窗,减少开窗通风换气时花粉进入室内的量,开窗通风可选在清晨或雨后。

不在室外晾晒衣物、被褥等,否则衣服、被单、床单等容易沾染花粉。

要做户外活动及各种运动项目时,尽可能选在花粉指数最低的时候,像是清晨、深夜,或是一场阵雨之后。

（2）外出:凌晨5时至上午10时以及黄昏时分,是空中花粉值最高的时间,外出时尽量避开花粉量高峰期。

外出尽量穿长袖衣服,最好戴口罩和眼镜,开车建议安装车载过滤器。

外出回来后及时换衣服和及时用水冲洗鼻子、清洗面部等暴露部位。

（3）预防:短期预防,外出时涂抹花粉阻隔剂。因为花粉飘散有明显季节性,花粉症的发生有明显季节性。因此,建议提前1~2个月到医院来检查,明确对什么花粉过敏,并在医生指导下进行必要的治疗或预防。

（谢华）

16.　如何查找过敏原

　　识别过敏原包括体内试验和体外试验两部分,其中体内试验包括:皮内试验、点刺试验和斑贴试验;体外试验主要抽血进行特异性 IgE 和 IgG 检测。

　　(1)皮肤试验:皮内试验和点刺试验为Ⅰ型速发性变态反应,主要针对大分子过敏原。两种皮肤试验的对比如表 7-1。

表 7-1　皮内试验与点刺试验比较

	部位	浓度	特异度	敏感度	痛感	安全性
皮内试验	真皮	低较高	高	高	有	较安全
点刺试验	表皮	高	高	较高	无	更安全

　　(2)斑贴试验:Ⅳ型迟发型变态反应,针对小分子过敏原。

目前国内已经生产出不同种类过敏原的试剂盒(共 240 种过敏原):

1)中国常见小分子过敏原(20 种);

2)中国常见化妆品过敏原(60 种);

3)中国常见光敏感性过敏成分(20 种);

4)金属过敏原(20 种);

5)非金属植入物过敏原(20 种);

6)常见日用品过敏原(40 种);

7)常用抗生素(20 种);

8)常用食品添加剂过敏原(20 种);

9)常用药物(20 种)。

　　(3)sIgE 检测

1)皮试阳性为何还要测 sIgE?

　　皮试特别是皮内试验,假阳性高,且受多种因素的影响;皮试与 sIgE 是两种不同性质的检测,原理不同;过敏的严重程度与 sIgE 的级别相关性高,所以建议有条件同时检测。皮肤试验与 sIgE 检测各自的特征见表 7-2。

表 7-2　皮肤试验与 sIgE 检测比较

项目	皮肤试验	sIgE 检测
原理和意义	肥大细胞释放组胺间接测定	变应原 sIgE 的直接测定
药物影响	有	无

续表

项目	皮肤试验	sIgE 检测
皮肤条件	要求高	无要求
安全性	较安全	安全
灵敏度	高	较高
特异度	高	较皮肤试验高
技术因素影响	较大	较小
结果判定	有主观因素	客观指标
风险性	有一定风险	无风险
价格	低	高

2）sIgE 检测特别适用人群：严重皮炎不能作皮试者；皮试假阳性的划痕症患者；皮肤反应差的老年人及 3 岁以下儿童；用药的影响；严重过敏状态发作者；对作皮试时产生的不适恐惧者；对过敏严重度评估和拟行特异性免疫治疗者。

（4）总 IgE

1）总 IgE 正常值：没有正常值，只定上限端值，儿童 50KU/L 成人 60KU/L，新生儿的总 IgE 很低，随年龄增长升高，10~15 岁达顶峰，

以后又逐步下降，男性高于女性，理想的情况下，总 IgE 应该是 0 或极低。

2）影响总 IgE 水平的其他因素：年龄、性别、种族和寄生虫感染，在农村寄生虫高发区总 IgE 的水平可能很高。

3）总 IgE 升高的意义：提示存在过敏可能性，生活水平越高，寄生虫感染率越低，总 IgE 越能反映过敏状态。

总 IgE 升高与皮肤试验及 sIgE 阳性率存在相关性，总 IgE 高不一定就是过敏。

4）可导致总 IgE 升高的疾病包括：过敏性疾病；免疫性疾病：选择性 IgA 缺乏症；感染：寄生虫、霉菌、病毒；肿瘤：骨髓瘤、霍奇金病、支气管肿瘤；其他：输血、川崎氏病、肾病综合征、肝脏疾病。

5）正确认识总 IgE：总 IgE 没有正常值，只有上限端值；总 IgE 升高，提示过敏体质；总 IgE 升高，不一定就是过敏。低于上限端值的所谓"正常"，也可能是过敏。需结合临床综合分析。

（5）IgG：原用来判断食物不耐受，现在评估慢性食物过敏。

1）概念：部分未完全消化的食物成分穿过肠黏膜，进入囊泡间隔；IgG/

IgG1/IgG3介导了针对食物颗粒的免疫反应,形成免疫复合物(Ⅲ型超敏反应);所有的组织(包括血管)都可能发生炎症反应。

2)类过敏反应(allergy-like reactions):又称为伪过敏(pseudo-allergy);类过敏反应与过敏反应在临床上是无法区别的;与过敏反应有相似的临床症状,但是无特异性IgE水平增加;类过敏反应的诊断依据是检测不到可疑物质的特异性IgE;类过敏反应的本质是非IgE介导的过敏反应。

(谢华)

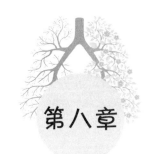

第八章

其他常见问题

1. 查过敏原到底是抽血好还是皮肤测试好

过敏原抽血检查(体外试验)以及皮肤测试(体内试验)是临床上诊断过敏性疾病、明确过敏原的两种主要方法,各具优缺点。

抽血检查操作安全,且结果准确可靠,很少受其他药物的干扰,可用于确诊过敏原。并且随医疗技术水平的发展,目前其检测范围可涵盖大多数过敏原种类。但其费用稍高,且不易为儿童所接受。过敏原皮肤测试方便快捷、所测过敏原种类也多,且创伤小,儿童易于接受。但其结果准确性容易受操作人员技术熟练度、自身所使用药物等因素影响,容易出现假阳性或假阴性的结果,一般用于过敏原诊断的初筛试验。临床上常联合采用两种检测手段,可先行皮肤过敏原测试进行初筛,然后再进行抽血检测加以确诊,以达到良好的过敏原诊断效果。

(李靖)

2. 哮喘的脱敏治疗适合什么样的患者

我国新版的《特异性免疫治疗的临床实践专家共识》指出,脱敏治疗可适用于以下人群:

(1)患者的症状与过敏原接触的关系密切,且无法避免接触过敏原。

(2)患者的过敏反应症状是由单一或少数过敏原引起的。

(3)过敏症状持续时间延长或提前出现的季节性花粉症的患者。

(4)有过敏性鼻炎的患者在过敏原高峰季节出现咳嗽、咳痰、喘息或气促等下呼吸道症状者。

(5)使用抗过敏药物或中等量以上的吸入性皮质类固醇仍不能控制症状

的哮喘患者。

（6）不愿意接受持续或长期药物治疗的哮喘患者。

（7）现有对症药物治疗引起不良反应的哮喘患者。

除以上适应证以外，临床上在实施脱敏治疗之前，为确保疗效，过敏反应专科医生还将会进行一系列综合评估来最终确定是否进行脱敏治疗。这些评估包括患者的疾病及其严重程度、变应原和疾病的关系、对症治疗的效果、疾病以及治疗的潜在危险因素、患者的心理健康状态及其对疾病和治疗措施的态度。一般来说脱敏治疗适用于5~60岁过敏性鼻炎和支气管哮喘（简称哮喘）的患者，而对于食物过敏和变应性皮炎的疗效不佳。

（李靖）

3. 脱敏治疗需要多长时间以及有哪些方法可以脱敏

为取得良好的治疗效果，一般推荐脱敏治疗时间为3~5年，且经治疗后已没有症状或者症状已经大幅改善1~2年后方可停止治疗。

目前脱敏治疗主要有皮下注射与舌下含服两种治疗方法。前者疗效明确，患者依从性良好，且过敏专科医生也可实时了解患者脱敏治疗前后症状，必要时及时调整治疗剂量。因具有潜在的局部或全身不良反应的风险，需要在取得认证并有资质的医疗机构进行治疗。近年得益于过敏原疫苗的标准化以及脱敏治疗流程、设备配置的规范化认证，皮下注射脱敏治疗更为安全可靠。

临床研究结果表明，舌下含服治疗的全身性反应的发生率很低，没有发现危及生命的全身性反应。尽管有局部不良反应，但一般症状较轻不需特殊药物治疗，且儿童接受性较好。但是由于该治疗是在家自行给药，若缺乏定期指导与监督，有效的治疗剂量难以保障。且尽管发生率低但仍有全身或局部不良反应的风险。

临床上，应由过敏专科医生综合评估患者年龄、疾病及其严重程度、过敏原种类、治疗的潜在危险因素、耐受性、心理健康状态等因素后，根据患者实际情况选择最佳脱敏治疗方法。

（李靖）

4. 哮喘可否自愈

对医学来说,成人哮喘是不能治愈的,更谈不上"自愈"。但对部分儿童哮喘来说,随着年龄的增长,气道逐渐发育完善,管腔变大,即便有轻微的过敏性炎症,也不容易发病,这就是我们知道的为什么有人认为儿童哮喘到了青春期可以"自愈"。"哮喘是可以控制的",这是近几年世界哮喘日的主题。对成人患者来说,尽管不能治愈,但是可以做到完全控制且不再复发。所谓强调哮喘根治这一说法,实际上常常是一些不良商家利用患者急于治疗疾病的目的,推出的不科学的概念。所以我们强调要在正规的医院、正规的医生指导下进行科学的治疗,可以完全控制哮喘的症状,而不是说根治,更不可能"自愈"。同高血压、糖尿病、高脂血症等疾病,哮喘也需要长期规律的治疗来控制。

(陈志华)

5. 肥胖与哮喘有关吗

支气管哮喘是一个严重的全球健康问题,全球哮喘患者人数达 3 亿以上,不同的国家发病率不同,约为 1%~18%。目前支气管哮喘已成为医疗保健系统中的重要疾病负担。疾病进展可造成劳动力丧失,学龄儿童误学,以及对患者家庭造成巨大的影响。肥胖是动脉粥样硬化、高血压、2 型糖尿病、癌症的高危因素。近年来,哮喘的表型受到广泛的关注,伴随不同基础疾病,临床表现和病理生理学特征可分为不同的哮喘表型。2015 版 GINA 指南中将哮喘定义为一种异质性疾病,并特别新增了一种哮喘新表型——肥胖型哮喘。关于肥胖与哮喘的关系,您了解多少?

最早的对于哮喘与肥胖关联的研究是在 20 世纪 80 年代,Seidell 在肥胖和慢性疾病的研究中发现了肥胖和哮喘的关联,但当时并未引起关注。直到 1999 年美国发表的一篇研究中,指出体质量指数(body mass index,BMI)是哮喘患病的独立危险因子。此后,两者的关联才在世界范围内引起关注。

肥胖与哮喘均为遗传和环境因素共同作用的结果。近年来,由于这两类疾病的发生率不断上升,且呈平行上升趋势,因此对肥胖与哮喘关系的研究日益受到关注。迄今,有大量关于肥胖与哮喘关系的研究报道了两者之间的密切性。美国的 3 项横断面研究报告显示,BMI 在成人哮喘受试者中比成人非哮喘受试者高 44%~48%。多项调查研究显示,肥胖或体质量增加与哮喘的严重程度、哮喘的住院率相关,并降低了哮喘患者的生存质量,使得哮喘更难以控制,需要更高的糖皮质激素用量,降低哮喘治疗的反应性,从而导致一类难治性的哮喘。根据 Lavoie 等的研究数据显示,较高 BMI 的哮喘患者哮喘控制水平较差。同时动物实验也证实了即使没有激发因素的存在,肥胖小鼠也具有先天的气道高反应性,并且气道反应性的程度与肥胖程度呈相关性。一系列流行病学研究发现,肥胖和早期体重增加能够增加哮喘的发病,肥胖是哮喘发病的独立危险因子。随着经济的发展,肥胖和哮喘的发病率逐渐上升,肥胖能通过多途径影响人类的健康。

(1) 肥胖和哮喘具有相关性:一些研究表明,一方面肥胖和超重增加了哮喘发生的风险,加重哮喘的症状,且肥胖儿童易患难治性哮喘,对药物反应性差,与非肥胖哮喘儿童相比,其治疗难度大。2011 年一项对 473 例哮喘患儿的研究发现,45% 的哮喘患儿超重或肥胖。另一项对 17 994 名 4~12 岁儿童的研究显示,超重或肥胖儿童中哮喘的患病率显著高于 BMI 正常的儿童。

另一方面哮喘会引起肥胖。原因可能是部分严重哮喘患者需静脉或口服激素来控制病情发展,使患者肥胖的危险性增加,但是一般患者不会长期口服或静脉注射激素,所以没有这方面的风险;另外,运动可诱发部分患者哮喘发作,进而使患者产生或轻或重的窒息,为避免这种不愉快的濒死感,使得部分患者对运动产生抗拒而易导致体重增加。另外,孕期过度肥胖可使其子女未来发生肥胖及哮喘的概率明显增加。肥胖母亲体内的脂肪因子含量增加,导致产后早期的新生儿喘息发生率增加。

(2) 如果肥胖与哮喘相互引发,机制是什么?

以前认为肥胖并不直接引起哮喘,而是通过一些其他疾病和哮喘发生联系,如肥胖和胃食管反流、睡眠呼吸障碍有关,而这两种疾病均可以增加哮喘发病的可能。有些研究者认为肥胖患者因为限制性的通气功能障碍和调节障碍,呼吸频率较非肥胖患者快,导致气道内径缩小而出现气道高反应性。

已经有流行病学和动物实验的证据提示了肥胖与哮喘之间存在相关性,但是究竟是什么机制导致了两者的关联目前还没完全解释清楚。

1) 炎性机制:肥胖与哮喘均被认为是一种慢性炎症反应状态。在肥胖患者中,脂肪组织中的巨噬细胞的数量是上升的,而这些巨噬细胞分泌大量的各种炎症因子,如肿瘤坏死因子 -α(TNF-α)、白细胞介素 -6(IL-6)、纤溶酶原活化剂抑制剂、巨噬细胞趋化蛋白和补体。这些炎症因子释放入血,随血液循环直接影响气道,或者通过免疫细胞来发挥作用。有研究报道,IL-6 可能调节 Th2 细胞的免疫反应,而 TNF-α 能促进气道炎症反应,增强气道收缩。

肥胖可以通过炎症机制引起或者加重哮喘,脂肪细胞能增强肥胖患者的全身炎症活动。在肥胖患者中可见 C 反应蛋白(CRP)含量上升,通过病例对照研究,发现肥胖与白细胞介素-4(IL-4)、IL-6、CRP和瘦素的升高有关联,哮喘与CRP和2型T辅助细胞(Th2)细胞因子有关联。

瘦素是由脂肪细胞分泌调节能量代谢的蛋白质类激素,是一种促炎激素,在感染和炎症刺激下产生增多,进而刺激单核和巨噬细胞产生炎性反应因子,使炎性反应增大。在比较了肥胖哮喘患者和非肥胖哮喘患者及正常对照人群的哮喘症状和瘦素水平后,Yuksel等发现肥胖哮喘患者体内瘦素水平和哮喘症状评分均比非肥胖哮喘患者高。

脂联素是一种胰岛素敏感性激素,有抗炎作用,在肥胖患者血清中的水平降低。人类血清脂联素水平与肥胖相关疾病呈负相关。脂联素可以减少细菌脂多糖(LPS)诱导巨噬细胞产生TNF-α,还可抑制血管平滑肌细胞增殖。由此推测,肥胖时脂联素降低,可导致平滑肌细胞数量增加,这正是哮喘气道组织结构改变的特点之一。

组织炎性反应:在肥胖的发生及发展过程中,巨噬细胞大量浸润,包围在坏死细胞周围,即脂肪组织巨噬细胞。脂肪组织巨噬细胞分泌大量的肿瘤坏死因子、白细胞介素、单核细胞趋化蛋白和纤溶酶原激活物抑制因子等炎性反应因子。这些炎性反应因子释放到外周血,导致远处的脂肪组织炎性反应激活,使炎性反应扩大。

2)肺力学机制:肥胖患者肺功能的改变可以解释肥胖和哮喘的关系。肥胖对肺功能的主要影响是降低功能残气量(FRC),因此肥胖的人潮气量较小。这也可能在潮式呼吸时降低了气道口径,增加了气道抵抗。肥胖(特别是腹型肥胖)与哮喘和肺功能异常有关,过度的腹型肥胖可以导致腹部的脂肪负荷增加,引起功能残气量、补呼气量降低。尤其是在呼气末,功能残气量的降低进而影响支气管平滑肌舒张,导致呼吸运动增加。尽管肥胖的哮喘患者 FEV_1 和 FVC 降低,由于肥胖的机械约束效应和肺容量相对较低,其 FEV_1 与 FVC 的比值反而更低。

3)胰岛素抵抗:一些研究者认为向心性肥胖和胰岛素抵抗者的肥胖更是哮喘发生的高危人群,他们有共同的炎症途径和免疫反应介质,可使全身炎性反应增强,参与哮喘的发生。

肥胖患者容易出现胰岛素抵抗、高胰岛素血症和血脂异常,肥胖相关的代谢异常也被证实与哮喘发生相关。与胰岛素抵抗相关的系统性炎症可能是引起肺功能异常和哮喘发生的潜在原因,由于胰岛素对呼吸道平滑肌的作用,胰岛素抵抗引起的气道高反应性可能与呼吸道平滑肌收缩的增加有关(图17)。

高密度脂蛋白(HDL)被发现对肺功能有保护作用,这可能归因于HDL具有抵抗单核细胞活化的作用。也有越来越多的证据表明,这种饮食诱导的代谢异常与呼吸系统疾病发生的相关性可能早在胚胎期已经存在。若母亲在孕期摄入多不饱和脂肪酸较少,其子代发生哮喘的风险明显增加。原因可能与高脂饮食导致的肺氧化损伤和炎症增加有关。

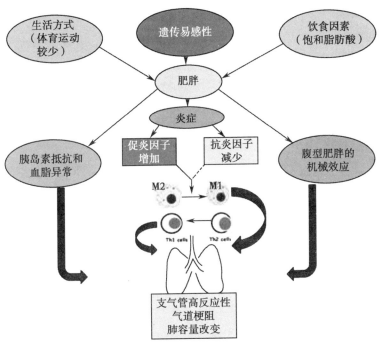

图17 肥胖相关性哮喘的潜在病理生理学机制

目前的研究推测,肥胖可能通过这两种方式影响哮喘:①肥胖人群体内循环的促炎症脂肪素可能引起气道炎症或者增加其严重性,从而导致气道高反应性或者哮喘;②在胸壁和腹部增加的脂肪组织的压力对肺部有直接的机械作用,而这种机械作用可能改变气道高反应性或直接导致哮喘及哮喘症状的加重。

(3)肥胖与哮喘控制的关系:近年来有许多研究者提出肥胖型哮喘是一个新的哮喘表型。但是,对于肥胖和哮喘控制关系的研究,以及肥胖能否加重已有哮喘病情的研究结果并不一致。有研究者认为在肥胖人群中哮喘是比较难控制的。还有多项调查研究显示,肥胖或体重增加与哮喘的严重程度、哮喘的住院率有关联,从而降低了哮喘患者的生存质量,使得哮喘更难以控制,需要更高剂量的糖皮质激素和更多的医疗照顾。一项关于肥胖型哮喘糖皮质激素抵抗的研究发现,与正常体重哮喘患者相比,糖皮质激素对超重和肥胖患者的疗效降低40%,即超重和肥胖会降低糖皮质激素疗效。根据研究数据,较高BMI的哮喘患者有较差的哮喘控制。一项在哮喘女性中的研究结果显示,对于利用哮喘控制测试(ACT)评分评估的哮喘未控制的危险性,肥胖患者高于非肥胖患者的 2.6 倍。

既然肥胖是导致哮喘的高危因素,是否意味着减轻体重可以有效地控制和消除症状呢?一项对主要由非裔美国妇女组成的横断面研究中,通过 4 种调查问卷评估哮喘控制,结果并没有发现 BMI 与哮喘控制间有关联,认为减轻体重并不有利于控制哮喘。但一些指南如美国哮喘教育和预防项目(NAEPP)仍然建议肥胖的哮喘患者应该减轻体质量,并且改善全身的健康状况,由此来改善哮喘控制。也有报告显示,肥胖型哮喘在通过饮食调节减轻体重后,明显改善了哮喘的控制。在减重后,锻炼诱导的支气管收缩和哮喘患者的生活质量均有所改善。此外,对于肥胖患者限制卡路里的摄入也能明显改善哮喘控制和生活质量。

随着 BMI 升高,哮喘患者对激素的治疗反应变差,不论应用 ICS 还是 ICS/LABA 方案都不易达到哮喘控制。新的研究发现,对于肥胖的难治性哮喘患者,由于他们对激素不敏感和存在系统性炎症,应用一些特殊控制制剂或许有效,如可溶性 TNF-α 受体依那西普等。

(4)肥胖型哮喘患者如何合理饮食:深加工、高脂、低抗氧化成分食物的摄入增加与哮喘发生明显相关,而增加地中海饮食、蔬菜水果、富含 ω-3 脂肪酸食物的摄入则对哮喘有保护作用。膳食脂肪引起的全身性炎症可能是这种相关性的潜在原因。ω-6 脂肪酸可代谢产生前列腺素和白细胞三烯,是重要的致炎物质;而 ω-3 脂肪酸则主要起抗炎作用。此外,微量元素的摄入水平也被证实与哮喘发生有关。维生素 A、C、E 的水平与哮喘发生负相关,在维生素 D 缺乏的患儿则表现出更严重的哮喘症状和更显著的肺功能异常。这可能与维生素 D 的免疫调节作用有关。

(5)肥胖型哮喘如何进行临床管理?

1)对肥胖或超重的哮喘患者应进行常规的腰围和躯干型肥胖评估。

2)腹型肥胖的患者,应常规进行代谢失调(胰岛素抵抗和血脂异常)评估。

3)对腹型肥胖或代谢异常者,应了解患者的呼吸系统症状和肺功能情况。

4)鼓励肥胖患者进行适当的体育锻炼,并积极控制体重。

5)建议合理膳食,减少深加工食品摄入。

尽管大量的研究证据证明肥胖与哮喘之间存在着某种相互促进的作用,但我们对于发生的机制还知之甚少。不过有一点是可以明确的,就是在规范治疗哮喘的同时,合理膳食,做适度、适量的运动,积极控制体重,对于哮喘的改善是百利而无一害的。

(董亮)

6. 鼻炎与哮喘的发生有何关系

"鼻炎""哮喘"分明是两种不同的疾病,怎么会扯在一起呢? 其实您有所不知,过敏性鼻炎和哮喘其实是"一家人",两者关系非常密切,尤其是过敏性鼻炎很容易诱发或伴随哮喘。

支气管哮喘(简称哮喘)和过敏性鼻炎均为呼吸道变态反应性疾病。而呼吸系因其结构和功能的不同划分为上、下呼吸道,临床诊疗中将哮喘和过敏性鼻炎视为两个独立的疾病。随着对炎症介质在呼吸道疾病的病理生理和治疗方面的深入研究,证实过敏性鼻炎和哮喘的上下气道炎症反应具有相似性并相互影响,被形容为"同一气道,同一疾病"。过敏性鼻炎的症状表现在上呼吸道,出现打喷嚏、鼻塞、流鼻涕等;而哮喘的症状表现在下呼吸道。

过敏性鼻炎是哮喘的重要危险因素,60% 过敏性鼻炎患者可能发展成哮喘或伴有气道高反应性,过敏性鼻炎患者发生哮喘的危险性是正常人的 4~20 倍。且 90% 哮喘患者至少有 1 种鼻炎症状,约 85% 的哮喘患者至少有 4 种鼻炎症状,过敏性鼻炎与支气管哮喘常常相兼为患。

(1)流行病学调查:鼻炎伴发哮喘的患病率与哮喘伴发鼻炎的患病率均较高,其中哮喘伴发鼻炎的患病率多数在 30%~80% 之间,父母变应性鼻炎(哮喘)家族史、特应性体质、子女相同症状史、居住环境潮湿、室内使用空调、吸烟、气候变化、家中饲养猫狗、室内有地毯等是哮喘和鼻炎患者致敏状态的共同危险因素。

(2)病理生理学联系:呼吸道起于鼻腔,止于肺泡,上下呼吸道之间管腔相通,黏膜连续,黏膜表面均覆盖有假复层纤毛柱状上皮和连续的基膜。这种"管腔相通,黏膜连续"的结构造成了上下呼吸道的相互联系。黏膜连续的结构使得过敏性鼻炎的上呼吸道炎症极易向下蔓延,引起过敏性支气管炎症和哮喘。研究表明,过敏性鼻炎和哮喘患者的鼻黏膜和支气管黏膜病理改变均有相同的炎症细胞渗出。过敏性鼻炎和哮喘都是伴有黏膜变应性炎症的免疫疾病,上、下呼吸道同时受到共同炎症过程的影响,通过相互联系的机制,这种炎症反应可持续存在或发展。

(3)临床病程发展:过敏性鼻炎症状发作时,患者由于鼻黏膜肿胀、鼻甲肥大、分泌物潴留而出现鼻塞,被迫从鼻呼吸为主转变为口呼吸为主。此时寒冷干燥的空气和各种过敏原可以避开鼻黏膜的保护屏障直接进入下呼吸道,反复的鼻炎发作造成变应原等刺激对下呼吸道反复的刺激,进而引发哮喘。许多哮喘患者在哮喘急性发作前可伴有鼻痒、打喷嚏、流清涕等过敏性鼻炎的症状,有经验的哮喘患者在出现这些症状时及时服用抗组胺药或吸入色甘酸钠气雾剂,经常可避免哮喘发作。另一方面,过敏性鼻炎发作时往往伴有鼻后滴漏,鼻后滴漏可通过上下呼吸道"管腔相通"的结构使鼻脓性分泌物和其中的炎性物质直接被吸入下呼吸道(仰卧位睡眠时尤其如此),导致下呼吸道的炎症反应及气道高反应性,并可能最终发展为哮喘特别是夜间哮喘。伴有气道反应性增高的过敏性鼻炎患者,如果不进行正确的治疗,大多数可发展成哮喘,或成为隐匿性哮喘。

由此可见,作为鼻炎中较常见的一种过敏性鼻炎与哮喘关系密切,与哮喘是"同一气道,同一疾病",往往同时存在、相伴相生。

(4)防治措施:治疗上应将上下呼吸道视为一有机整体,预防哮喘从变应性鼻炎开始。变应性鼻炎的治疗对哮喘的防治具有重要意义。当变应性鼻炎的炎症局限于上呼吸道时就应采取有效的治疗措施以防止发展为哮喘。这些治疗措施包括特异性免疫治疗(脱敏治疗)、鼻腔吸入糖皮质激素或色甘酸钠、口服各种抗过敏药物和免疫调节剂等。如果措施得当、积极预防,过敏性鼻炎患者可以避免发展成哮喘。尤其对于患有过敏性鼻炎的儿童,在其免疫系统尚未发育完善之前,及时治疗并配合预防措施,可以在青春期前控制病情进一步发展,避免发生哮喘或腺样体肥大。

因此,对过敏性鼻炎和(或)哮喘的治疗,除选用重点针对鼻炎或哮喘的治疗药物外,还应注意选用对两者均有效的药物或联合治疗策略。

(云春梅)

7. 吸烟与哮喘的发生发展有何关系

吸烟是世界上最主要的致死性因素之一,每年有近500万人因吸烟致死。吸烟也是许多慢性疾病的重要病因之一,特别是对支气管哮喘(简称哮喘)患者更是一种强烈的诱发因素,比一般异常气体引起的危害更大。

(1)吸烟是哮喘发病的危险因素:吸烟分为主动吸烟(烟雾被吸烟者主动吸入)和被动吸烟(香烟燃烧的产物可被其他人吸入)。烟草烟雾中含有超过4500种化合物和污染物,其中包括可吸入颗粒物、多环碳氢化合物、一氧化碳、二氧化碳、一氧化氮、二氧化氮、尼古丁和丙烯醛等。吸烟诱发哮喘,主要决定于烟草中所含的多种有害成分,其中尼古丁、焦油、氰氢酸等可损害支气管黏膜上皮,减弱纤毛运动,使支气管黏膜分泌黏液增多,影响排痰功能,气道阻力增加,直接或间接引起支气管痉挛,从而诱发哮喘发病,出现胸闷、呼吸困难、咳嗽及喘息等哮喘症状。无论主动吸烟或被动吸烟均是引发哮喘的危险因素。

（2）吸烟对哮喘发病率的影响：与不吸烟哮喘患者相比，吸烟哮喘患者的发病率明显升高。父母吸烟者其子女患哮喘的危险较不吸烟家庭高2.8倍，被动吸烟可使儿童哮喘患病率增21%~37%。被动吸烟时烟雾散发出的毒性比吸烟者自己吸入的更高，会直接提高下呼吸道疾病的发生率。孕妇在妊娠期间吸烟或家庭成员吸烟在儿童出生后会增加其哮喘和喘息症状的发生率，祖母或外祖母在孕期吸烟可隔代升高孙辈的哮喘发病风险。

（3）吸烟对哮喘发病的影响：吸烟哮喘患者与普通哮喘患者相比在疾病的发生、发展过程均有很大差异。哮喘本身会引起肺功能下降和肺结构改变，而烟雾暴露会加速哮喘患者肺功能的恶化，更早、更迅速出现肺功能下降，且下降程度更严重；影像学如胸片或胸部CT表现肺气肿样改变更多，也更明显；烟雾还加重哮喘气道重塑即肺结构改变导致气道壁增厚与气道狭窄，阻碍药物在气道内的分布，患者更易出现黏痰和气管痉挛，最终导致肺功能不可逆损害，使哮喘症状加重而持久。

吸烟还导致哮喘患者对刺激物产生过强的敏感性即气道反应性增高，且气道高反应性的程度与吸烟量、吸烟时间有密切关系。因此，吸烟哮喘者更易出现哮喘急性发作症状且程度更重。

（4）吸烟对哮喘治疗、预后的影响：吸烟不但可使哮喘患者气道炎症细胞类型发生变化，也同样影响哮喘患者的治疗和预后。吸烟可使哮喘患者痰中嗜酸粒细胞下降、中性粒细胞升高，导致哮喘患者对糖皮质激素发生某种程度的耐药，即降低哮喘气道对糖皮质激素的敏感性，从而需要更多的药物治疗。而临床上，糖皮质激素是治疗哮喘最有效的药物。吸烟的哮喘患者吸入大剂量激素后肺功能、气道高反应性等没有明显好转，但哮喘患者戒烟后可以部分恢复对激素治疗的敏感性。

哮喘严重程度与吸烟状态和烟雾暴露程度有关。吸烟量越高、时间越长，则哮喘严重度越高、哮喘控制水平越低，呈剂量依赖关系。吸烟增加急性发作风险和加速肺功能下降，导致病情加重，急诊就诊次数增多，住院率增高。吸烟哮喘患者比不吸烟者预后更差，并发肺癌、心血管疾病的风险和全因死亡率均升高。

烟草烟雾是多种有毒有害物质的混合物，哮喘和烟雾的共同作用可导致哮喘患者症状控制和预后更差。烟雾可对哮喘发生发展的各个阶段产生影响。

（5）对烟雾暴露哮喘患者的治疗管理：目前对烟雾暴露哮喘患者的治疗管理主要包括控烟以及其他药物干预，戒烟除了阻断哮喘患者继续受到烟雾的影响外，戒烟还有可能逆转吸烟哮喘患者的气道炎症水平和气道高反应，缓解哮喘症状和改善肺功能。研究表明，哮喘患者经过6周的戒烟后气道炎症水平明显下降，肺功能水平明显上升，症状明显改善。戒烟还可部分恢复戒烟

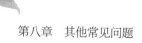
患者对糖皮质激素的敏感性,从而减少药量、提高哮喘控制水平。

（云春梅）

8. 哮喘和慢阻肺有啥区别

咳嗽、喘息和其他呼吸道症状频繁出现时很可怕。支气管哮喘和慢阻肺（慢性阻塞性肺疾病）都可引起严重的呼吸道症状。支气管哮喘和慢阻肺是两种不同的疾病,但有很多相似的地方,比如都表现为咳嗽、气喘、呼吸困难等。那么,什么是慢阻肺? 哮喘和慢阻肺有什么区别?

（1）什么是慢阻肺?

慢阻肺是一种进行性发展的疾病,它会随时间进展恶化。像哮喘患者一样,慢阻肺患者也会出现气促、咳嗽和喘息。但是,慢阻肺患者气道会出现渐进性改变,从而导致呼吸困难逐渐加重。但是与哮喘不同,这些症状是不可逆的。在慢阻肺患者中,肺泡弹性降低,摄氧困难。这些小气泡也会发炎,使得呼吸更加困难。慢阻肺患者气道中也会产生更多黏液。这些黏液也会加重呼吸困难。

慢阻肺患者的呼吸道常常发生两种病理变化:①肺气肿,肺泡被长期的慢性炎症破坏、塌陷,产生肺部气体交换问题,导致肺部不能获得足够的氧气。②慢性支气管炎,可增加气道中黏液的量和黏稠度。慢性支气管炎会引起咳嗽、呼吸短促和呼吸困难。慢性支气管炎会持续存在,并且随着时间逐渐进展恶化。在许多情况下,慢阻肺患者同时存在这两种病理变化。

（2）支气管哮喘与慢阻肺的区别是什么呢?

1）支气管哮喘患者常常有过敏史,常因某些刺激而发生阵发性的哮喘发作或加重,又可经治疗或不经治疗而自然缓解,这些特点在慢阻肺是不具备的。

2）支气管哮喘是过敏性疾病,一般青少年容易发病,而慢阻肺与吸烟以及有害的气体、颗粒吸入有密切关系,往往都是中老年人发病;但是中老年人也会得哮喘。

3）慢阻肺症状缓缓进展,逐渐加重,严重时合并肺心病;支气管哮喘则症状起伏大,极少合并肺心病。

4）支气管哮喘患者常伴过敏体质、过敏性鼻炎和(或)湿疹等,部分患者有哮喘家族史;慢阻肺患者则多有长期吸烟史和(或)有害气体、颗粒接触史。

5）慢阻肺气流受限基本为不可逆性,哮喘时则多为可逆性。然而,部分病程较长的哮喘患者会发生气道重塑,这时气流受限就不能完全逆转了;而少数慢阻肺患者伴有气道高反应性,气流受限部分可逆。此时应根据临床及实验室所见全面分析,必要时作支气管激发试验、支气管扩张试验和(或)最大呼气流量(PEF)昼夜变异率来进行鉴别。但是,在少部分患者中,慢阻肺和哮喘这两种疾病可同时存在。

6)支气管哮喘和慢阻肺,两者炎症细胞的浸润和致炎物质存在很大差异。与之相关的气道结构的改变也不一样。哮喘表现为大气道的平滑肌增生和肥厚,而慢阻肺则表现为肺气肿、气道壁增厚以及黏液过度分泌等。

7)治疗方面,哮喘强调环境因素和过敏原的问题,而慢阻肺强调戒烟,避免有害气体的吸入,但是两者都需要长期规范治疗。

(莫碧文)

9. 如何区分过敏性哮喘、过敏性鼻炎和支气管炎

过敏性哮喘、过敏性鼻炎和支气管炎都是非常常见的慢性呼吸道疾病。这三种疾病的发病率都非常高。那么,该如何区分这三种疾病呢?

(1)过敏性鼻炎和过敏性哮喘:过敏性鼻炎和过敏性哮喘有紧密的联系,两种疾病常常合并存在。两者的共同点都是机体的过敏反应,但是两者发病的部位不一样,一个是在鼻腔部位,另外一个主要是气管和支气管部位,那么这两种疾病到底有什么本质上的区别?过敏性鼻炎虽然和过敏性哮喘都是过敏性疾病,除了发病部位的不同,发病机制和临床表现、治疗方法均不相同。

1)发病机制:过敏性鼻炎是因为患者接触到了空气中的过敏原以后,身体释放了一种叫组胺成分的物质,组胺在体内释放过多以后,在机体其他因子的共同参与作用下,形成了一种非细菌性的炎症反应;而过敏性哮喘的发生是因为空气中的致敏原导致气道的高反应性,使得气道肌肉的痉挛收缩,出现呼吸不畅,发病较过敏性鼻炎更急。

2)临床表现:过敏性鼻炎的表现可以出现鼻腔内奇痒无比,鼻涕呈清水样,连续多次的打喷嚏,多的时候可以达到数十次,伴有眼睛流泪;过敏性哮喘的表现为气喘、呼吸急促、胸闷,发生的时段有特征性,在清晨起床和夜晚睡觉的时候会出现症状加重;少数过敏性咳嗽也可以认为是哮喘的变异类型。

3)治疗方法:过敏性鼻炎主要是口服抗组胺药治疗,缓解鼻炎的症状;过敏性哮喘主要是糖皮质激素和支气管扩张药物治疗。

过敏性鼻炎对人体的健康威胁远远小于过敏性哮喘,过敏性哮喘不积极

地控制病情,可能会危及患者的生命。

综上所述,过敏性鼻炎和过敏性哮喘的区别在于发病部位的不同,发病的机制不同和临床症状的不同,应区别予以对待。

当患者在有哮喘病的同时合并过敏性鼻炎症状的时候,有医生诊断为"过敏性鼻炎哮喘综合征",这是一个综合征。患者除了有过敏性鼻炎的表现之外,大部分患者可能还有眼痒、咽痒、上腭痒或湿疹皮肤过敏等过敏性疾病。儿童则表现哮喘和咳嗽的同时,经常搓鼻子、揉眼睛或抽动鼻子眨眼睛。过敏性鼻炎哮喘综合征与单纯哮喘有什么差别呢?

1)症状方面的区别:过敏性鼻炎哮喘综合征与单纯哮喘在症状的差别是前者通常会经常打喷嚏、流清鼻涕水、鼻痒和眼痒等过敏性鼻炎或过敏性结膜炎的症状,通常以早晨或接触冷空气过敏性鼻炎症状较为明显,夜间或接触烟雾或化学气味会出现哮喘或咳嗽等症状;通常在哮喘的症状方面,过敏性鼻炎哮喘综合征和单纯哮喘的症状表现类似,也有突然发作呼吸困难,可有咳嗽、咳痰和哮鸣音,用止喘药可以较快缓解。而单纯哮喘则通常没有过敏性鼻炎的症状,仅仅有经常无缘无故的哮喘发作,也呈反复发作的慢性过程。

老年性哮喘通常为单纯哮喘,往往会有运动后哮喘,经常稍作活动或爬楼就会喘息,休息则会很快缓解。

对儿童哮喘和青少年哮喘来讲,绝大多数是过敏性鼻炎哮喘综合征,其表现为时常夜间哮喘发作,会经常有搓鼻子、揉眼睛、早晨打喷嚏、流流涕、鼻塞、张口呼吸、趴睡、初睡多汗和辗转反侧等睡觉障碍等表现。过敏性鼻炎哮喘综合征如果治疗得当,通过积极治疗过敏性鼻炎和改善过敏性体质往往可以治好。儿童过敏性鼻炎哮喘综合征往往与过敏性体质有关,所以会有湿疹或蚊虫叮咬皮肤红肿史,或有家族成员鼻炎或过敏史。

2)治疗方面的区别:过敏性鼻炎哮喘综合征和单纯哮喘在治疗和预后方面的主要差别是过敏性鼻炎哮喘综合征如果治疗得当,通过经鼻吸入针对病因药物可以消除上、下呼吸道的全部过敏性炎症,可以通过积极治疗过敏性鼻炎后使哮喘不再发作。而一旦经过敏性鼻炎哮喘综合征误诊为单纯哮喘,则会仅仅治疗下呼吸道炎症,疏忽了上呼吸道炎症的控制,导致哮喘反复发作,甚至导致肺气肿、肺心病等。

目前对单纯哮喘的治疗往往是通过吸入药物来控制气道炎症来控制症状,所以难以治愈。而一旦诊断为过敏性鼻炎哮喘综合征后,认识到这个病是一种综合征,应该通过消除上、下呼吸道的全部过敏性炎症,配合免疫治疗、脱敏治疗改善过敏性体质,并通过积极治疗过敏性鼻炎来预防哮喘发作,使哮喘的用药减少,并可以使哮喘防患于未然之中。

无论是过敏性鼻炎还是哮喘,还是过敏性鼻炎哮喘综合征,吸入糖皮质激素均是最有效的治疗药物,配合抗 IgE 等免疫治疗、脱敏治疗也很重要。

(2)过敏性鼻炎与过敏性支气管炎:过敏性支气管炎,又称过敏性咳嗽,与咳嗽变异性哮喘非常接近。过敏性鼻炎合并过敏性支气管炎近年来被国外称为过敏性鼻支气管炎,也就是过敏性鼻炎没有经过正确治疗而诱发了咳嗽变异性哮喘。因此将过敏性鼻炎和咳嗽变异性哮喘视为一个疾病实体,命名为过敏性鼻支气管炎。

国外有医生将过敏性鼻炎和咳嗽变异性哮喘、过敏性哮喘统称为全气道炎症高反应综合征,并将其分为三个阶段:

1)过敏性鼻炎不伴气道高反应性或哮喘,即单纯过敏性鼻炎或过敏性鼻结膜炎阶段。

2)过敏性鼻炎伴有气道高反应,有刺激性干咳但没有发展为哮喘,或称为上呼吸道咳嗽综合征。

3)过敏性鼻炎伴有哮喘,称为过敏性鼻炎哮喘综合征。

三个阶段的区别可能只是反映疾病的不同严重程度而已。从鼻腔吸入的变应原蔓延至支气管是过敏性鼻炎发展到咳嗽变异性哮喘病的关键。

过敏性鼻炎患者往往伴有咳嗽变异性哮喘或过敏性支气管炎,咳嗽变异性哮喘也往往伴有过敏性鼻炎,因此有变态反应疾病专业的医师将咳嗽变异性哮喘、过敏性支气管炎和过敏性鼻炎视为同一种疾病。

诊断:过敏性鼻炎和过敏性支气管炎、咳嗽变异性哮喘联合诊断对全面诊断患者的全气道炎症有利。此外,还有助于对咳嗽的定性。如果患者过敏性鼻炎和咳嗽同时存在,提示患者可能系过敏性体质,因此应首先考虑其咳嗽的性质是过敏性的。上述有利因素可避免以往的诊断不全或误诊以及误用抗生素现象。

治疗:一旦确诊患者为过敏性鼻支气管炎后,可以将过敏性鼻炎和过敏性支气管炎、咳嗽变异性哮喘进行联合治疗,同时控制上、下呼吸道炎症,并可以通过免疫调节调整过敏体质来预防过敏性支气管炎和过敏性哮喘的发生。

(3)过敏性哮喘和慢性支气管炎:对于过敏性哮喘和慢性支气管炎很多的患者都会产生混淆,并不知道到底过敏性哮喘和慢性支气管炎有什么区别,下面就让我们一起了解相关的内容。

1)药物治疗:支气管解痉药物对过敏性哮喘疗效显著,而慢性喘息性支气管炎在急性发作时,用抗生素控制感染为主要手段。

2)临床症状:过敏性哮喘一般没有慢性的咳嗽、咳痰病史,而以喘息为主要特征,伴发的咳痰较轻。而慢性喘息性支气管炎则多在咳嗽、咳痰若干年之后才伴发喘息,而且咳痰较重,多半在上呼吸道感染后加剧。

3)发病季节与发作特点:过敏性哮喘患者常常有过敏史,以春秋季发病率较高,常因某些刺激而发生阵发性的哮喘发作或加重,又可经治疗或不经治疗而自然缓解;发作停止后,患者可以恢复正常,无不良表现,如同正常人。而慢性喘息性支气管炎常在寒冷的季节发病,以反复的急性发作为主要表现。发作缓解后,仍有一个长期慢性的咳嗽、喘、咳痰的表现。

4)发病年龄:过敏性哮喘患者多年幼或青年时发病,约五分之一的患者有本病的家族史。慢性喘息性支气管炎的患者多见于中年或老年人,没有家族史。

5)体征:过敏性哮喘以双肺布满哮鸣音为主;而慢性喘息性支气管炎肺部除了哮鸣音外,常有湿性啰音。

（莫碧文）

10. 为什么哮喘容易夜间发作

（1）肺功能昼夜节律变化:肺功能 16:00 左右最好,夜间下降,至次日 4:00 最差,正常人两者相差约 8%,但支气管哮喘患者平均差异高达 50%。

（2）糖皮质激素的昼夜变化:血清激素的生理节律变化规律,夜间激素水平下降可使气道管径缩小。

（3）自主神经系统:夜间副交感神经活性增加,使气道缩小,肾上腺素和去甲肾上腺素水平在 4:00 最低,与夜间气道阻力增加的时间相一致。外周血 β_2 受体密度也在夜间降低,非肾上腺素非胆碱能神经也具有昼夜变化。

（4）体温变化:睡眠时体温下降 1℃,研究表明体温只需下降 0.7℃ 就能引起支气管哮喘,诱发哮喘发作。

（5）气道反应性变化:哮喘患者在夜晚对吸入组胺、乙酰胆碱等支气管收缩剂的反应性明显增高,提示气道平滑肌在晚间对抗组胺和抗胆碱药物更敏感。

（6）气道纤毛系统清楚黏液功能的变化:夜间纤毛运动减弱,气道内黏液清除速度变慢,使更多过敏原及黏液在气道内积聚,加重气道阻塞。

（7）过敏因素:夜间少数患者接触床上或室内的过敏原而诱发哮喘,也有可能是白天接触过敏原后引起夜间迟发性哮喘反应。

（8）24 小时内用药分布不均匀:白天用药而夜里不用药,导致夜间平喘药物的血液浓度下降。

（赵丽敏）

11. 哮喘是否需要中西医结合进行治疗

西医对于哮喘发作期的治疗主要以迅速缓解症状为主,而在缓解期,以激素联合 β_2 受体激动剂吸入为主。吸入疗法对气道局部炎症可起到抑制作用,但对全身的综合调节作用较弱。

支气管哮喘属于中医"哮""喘""痰饮"病的范畴,病因为外邪侵袭、痰浊阻肺、肺肾亏虚所致。中医认为本病发作期属实证,可分为风邪束肺型、痰邪阻肺型、气滞郁肺型、痰瘀互阻型,重在驱邪,宣肺降痰,如平喘方(炙麻黄、柴胡、辛夷、苍耳子、地龙、半夏、葶苈子等),可依辨证分型的不同随证加减;缓解期属虚证,肺、脾、肾三脏虚弱,功能失调,重在扶正培本,补肺益肾,如止咳方(沙参、贝母、五味子等)或固通方(熟地黄、黄芪、太子参、当归等),可依辨证分型的不同随证加减。方中辛夷、苍耳子相须为用,祛风散寒,抗敏通窍,治疗哮喘的过敏症状;熟地黄滋阴补肾,益精填髓;太子参益气健脾,生津润肺;黄芪补肺气、益气固表;诸药合用,肺脾肾三补,气血阴阳兼顾,重在调节机体的免疫抗病能力。目前西医对支气管哮喘特别是缓解期的治疗无"治本"措施,而中医中药"扶正祛邪"的治疗思路与方法可以提高患者抵御疾病反复发作的能力,调节患者机体免疫力,是哮喘缓解期治疗的"治本"之法。同时在哮喘急性发作期,中西医结合治疗方案亦有加快症状缓解,减轻激素用量与副作用,缩短病程的作用。

但是,目前民间有不少所谓"祖传"或"根治哮喘"的秘方和验方,其中大多数加入了剂量不明的口服激素,尽管可有暂时的"疗效",但往往贻误病情,引起激素依赖和严重的不良反应,应予以坚决抵制。

（赵丽敏）

12. 为什么感冒容易诱发哮喘而且哮喘患者患上感冒也不容易好

急性上呼吸道感染即俗称的感冒,是指发生在鼻腔、咽或喉部的急性炎症的总称。临床表现以鼻塞、咳嗽、头痛、恶寒发热、全身不适为其特征。常见的病因为病毒和细菌,其中 70%~80% 为病毒所致,常见的病毒有流感病毒、副流感病毒、呼吸道合胞病毒、腺病毒、鼻病毒、埃可病毒、柯萨奇病毒、风疹病毒、麻疹病毒等。常见的细菌为溶血性链球菌、流感嗜血杆菌、肺炎链球菌、葡萄球菌等。细菌可以直接引起上呼吸道感染,也可以于病毒感染后继发出现。

对于病理及发病机制复杂的哮喘来说,感冒后诱发和加重支气管哮喘是无疑的。大量的流行病学调查研究显示,接近80%的儿童哮喘加重和接近50%的成人哮喘发作与急性上呼吸道病毒感染有关。呼吸道病毒感染对支气管哮喘影响有以下特点:

(1)较易诱发5岁以下儿童或老年人的支气管哮喘。

(2)更易激发有变态反应性疾病家族史或有特应症的患者发生支气管哮喘。

(3)与病原体感染种类有关,呼吸道合胞病毒(RSV)、副流感病毒(PIV)、鼻病毒(RV)、流感病毒(IV)和肺炎支原体(MP)等更容易激发哮喘症状。

(4)上呼吸道感染症状越重,哮喘发作可能性越大。

气道高反应性是支气管哮喘最重要的特征,而气道高反应性发生与气道上皮受损、感觉神经末梢暴露以及致敏有关。呼吸道感染与气道高反应性发生有一定关系,而这种关系可能是支气管哮喘发病或诱发哮喘急性发作最重要的诱因之一。上呼吸道病毒感染,可直接导致气道上皮损伤,破坏气道屏障结构,使感觉神经末梢暴露,导致气道高反应性的发生;另一方面还可以增加支气管黏膜下毛细血管的通透性,使气道腔内大量堆积坏死组织、炎性细胞、黏液及血浆分泌物等渗出物,并作用于暴露的神经末梢,使其释放神经多肽和细胞因子,进一步造成气道平滑肌收缩、血管通透性增加,形成恶性循环,进一步增强气道高反应性。

引起急性呼吸道感染的这些重要病原体如病毒、支原体、衣原体、真菌、细菌等物质其本身又是过敏原,当上呼吸道感染损伤呼吸道上皮细胞后,上皮细胞通透性增强,这些过敏原更易进入机体免疫系统,刺激机体产生特异性IgE,构成变态反应的发病基础。而气道上皮作为呼吸道病毒感染的主要场所,则成为病毒感染最初阶段气道内细胞因子主要来源,能诱导多种炎症细胞产生及释放细胞因子,造成炎症级联反应,导致T淋巴细胞亚群功能失衡,趋化炎性细胞进入气道,加重气道炎症反应。此外,上呼吸道感染还可以导致气道自主神经调控失调,包括下调气道β_2受体兴奋性,破坏M2胆碱能受体功能,增加气道胆碱能神经敏感性等,进一步增强气道内腺体分泌、诱发气道平滑肌收缩,加重气道狭窄,增强气道高反应性,临床上则表现为支气管哮喘发作或病情恶化。

由上可见,上呼吸道感染不可避免地会诱发并加重支气管哮喘病情,影响其治疗效果与预后。反之,上呼吸道感染也是支气管哮喘常见并发症,而且哮喘患者出现的"感冒"并不容易自愈。由于支气管哮喘患者支气管黏膜上皮纤毛出现不同程度的脱落、纤毛-黏液痰转输机制受损,易导致各种病原微生物(包括病毒、支原体和细菌等)在呼吸道内的定植,每遇到秋冬换季,天气转凉

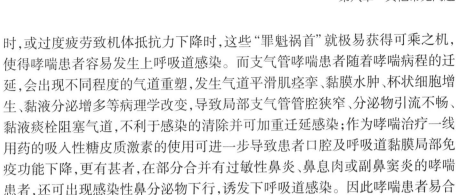

时,或过度疲劳致机体抵抗力下降时,这些"罪魁祸首"就极易获得可乘之机,使得哮喘患者容易发生上呼吸道感染。而支气管哮喘患者随着哮喘病程的迁延,会出现不同程度的气道重塑,发生气道平滑肌痉挛、黏膜水肿、杯状细胞增生、黏液分泌增多等病理学改变,导致局部支气管管腔狭窄、分泌物引流不畅、黏液痰栓阻塞气道,不利于感染的清除并可加重迁延感染;作为哮喘治疗一线用药的吸入性糖皮质激素的使用可进一步导致患者口腔及呼吸道黏膜局部免疫功能下降,更有甚者,在部分合并有过敏性鼻炎、鼻息肉或副鼻窦炎的哮喘患者,还可出现感染性鼻分泌物下行,诱发下呼吸道感染。因此哮喘患者易合并出现的"感冒"也并不容易"自愈",更易转变为下呼吸道感染。因此哮喘患者更需要积极的预治"感冒"。

（宋颖芳）

13. 怎样鉴别哮喘是过敏性的还是非过敏性的

　　过敏性哮喘主要是由于接触各种外源性过敏原引起,有明确的过敏史,可合并各种相关的过敏性疾病（如过敏性鼻炎、过敏性结膜炎、变应性皮炎、荨麻疹等）;而非过敏性哮喘多与职业因素、大气污染、隐性内源性感染、肥胖等因素有关,既往不存在过敏史,也并不伴发相关过敏性疾病。因此,过敏原实验（血清或皮肤点刺）和血清总 IgE 水平检测是鉴别过敏性哮喘和非过敏性哮喘的重要方法。过敏性哮喘至少1项过敏原检测阳性,血清总 IgE 水平明显升高,非过敏性哮喘过敏原检测全阴性,血清总 IgE 水平趋于正常水平。

　　由基因决定的机体易感性在过敏性哮喘的发病机制中发挥重要作用,因此过敏性哮喘相对普遍早发,家族遗传史显著;而非过敏性哮喘则相对晚发,家族史并不突出。

　　当外源性过敏原经上呼吸道向下逐渐蔓延至下呼吸道时,由于鼻腔的特殊滤过和清除功能使鼻腔黏膜接收抗原刺激并产生炎症反应,因此过敏性哮喘容易伴发鼻炎,出现一系列鼻部症状;而非过敏性因素多与职业因素、大气污染、隐形感染、肥胖等因素有关,并不经由鼻腔吸入外源性过敏原,因此其合并鼻炎的几率显著减小。研究显示,非过敏性哮喘中仅 29% 存在鼻炎,而约有 67% 的过敏性哮喘患者却均伴随不同程度的鼻炎。临床上还发现,从发病的性别差异上看,过敏性哮喘在男女性别构成上无明显差异,而非过敏性哮喘却更好发于女性。虽然导致这种性别差异的具体机制仍未明确,但推测可能与雌激素（如雌二醇、黄体酮等）的水平、肥胖有关。

除外以上不同,两种哮喘的发病机制也迥然不同。过敏性哮喘作为 Th2 相关性哮喘的一种内型,与 Th2 细胞介导的免疫通路相关。因此,在临床血检中,过敏性哮喘患者血清 IL-5/IL-13 及血总 IgE 水平显著升高。而非过敏性哮喘发病与 Th1 细胞和 IL-17 细胞介导的免疫通路密切相关,属于非 Th2 型哮喘。因此,在临床血检中,该类哮喘患者血清中显著升高的则是 IL-8/IL-17 水平。

值得一提的是,在非过敏性哮喘中有可能表现嗜酸性粒细胞炎症,而过敏性哮喘中也可能表现为非嗜酸性粒细胞炎症,因此诱导痰和血的 EOS 数量及评估气道 EOS 性炎症的 FENO 水平都并不是区分两种哮喘表型的良好生物学标记。过敏性哮喘中嗜酸性粒细胞增多的机制研究较明确,而嗜酸性粒细胞在非过敏性哮喘中也可增多的机制仍有待阐明。非过敏性鼻炎分类中,约 1/3 为嗜酸性粒细胞增高性非过敏性鼻炎,可能通过不同的途径导致嗜酸性气道炎症,并诱发非过敏性哮喘。此外,非过敏性哮喘还可能通过活化 ILC2s 来诱导产生 IL-5/IL-13,导致嗜酸性粒细胞增多。

发病机制的不同,必然带来治疗方式上的不同:过敏性哮喘对激素治疗有效,且目前已上市的抗 IL-5/IL-13 抗体及抗 IgE 抗体等个体化生物靶向治疗方法也均只针对过敏性哮喘,而对非过敏性哮喘均无效。因此深入研究分析两种不同表型哮喘的临床特征,正确区别这两类哮喘极为重要,它有助于哮喘的病情评估和个体化治疗。

（宋颖芳）

14. 哮喘对儿童生长发育有影响吗

大量的科学研究表明,重度持续状态哮喘患儿的身高及体重明显低于中度持续状态哮喘患儿及正常儿童,提示哮喘病情的严重程度与儿童生长发育密切相关。分析原因可能与重度持续状态哮喘患儿反复发作时受疾病影响,进食减少,营养物质的摄入不足,导致能量供给不足有较大关系。近年有科学研究发现儿童哮喘对身高发育的影响可能存在以下机制:①重度哮喘患儿 TNF-α、IL-1、IL-6 等细胞因子产生过多,缺氧时循环不良造成一些酶的代谢障碍,导致损害甲状腺的功能,甲状腺激素分泌减少从而影响生长激素的分泌,进而影响身高。②重度哮喘患儿正常活动常常受限,这使运动对骨端骺板的刺激减少,骨细胞增殖减慢,从而导致骨骼生长缓慢,影响身高。③重度哮喘患儿经常出现夜间咳嗽、憋喘等症状导致睡眠障碍,进而使生长激素的分泌减少。此外,重度哮喘患儿分泌 IL-12 过少和 IL-10 过多影响慢波睡眠,也会进一步减少生长激素的分泌。④重度哮喘患儿反复发作容易产生紧张、焦虑、惊恐等心理压力,导致患儿自身代谢和内分泌功能失调,长期食欲不振引起营养不良,从而影响身高。有研究发现,女性哮喘患儿可能会出现发育迟缓,但哮喘女性患儿发育后的最终的身高、体重与正常女性相比没有统计学差异;而男性哮喘患儿并没有出现发育迟缓的现象。

目前,吸入糖皮质激素仍然是儿童哮喘长期控制的一线药物。激素治疗可能会产生一些不良反应,导致患儿及其家属对激素治疗的安全性,特别是对生长发育的影响有很大担忧。大量的研究结果表明,长期吸入激素治疗哮喘,对儿童的生长发育几乎没有影响;为数不多的一些研究结果表明,即使有影响,也是影响非常小的。英国的一项研究发现,哮喘患儿长期吸入激素治疗,成人后其身高仅比非哮喘的正常同龄人低 1cm,差异没有统计学意义。

因此,我们认为,长期规范的治疗哮喘,这些药物不会影响儿童的生长发育;而正是由于哮喘患儿的不规范治疗,容易导致哮喘的反复发作,甚至重度发作,而哮喘反复发作将有可能影响患儿的发育,包括身高、体重和肺功能。

（雷伟）

15. 什么是心源性哮喘

心源性哮喘其实是由于左心功能不好(左心衰竭)而引起的阵发性呼吸困难。发作时症状和哮喘急性发作很相似。但是其发病机制和病变本质则与哮喘截然不同,为了避免混淆,现在不建议使用"心源性哮喘"一词。患者往往有风湿性心脏病伴有二尖瓣狭窄、高血压性心脏病、冠心病、心肌炎、心肌病等心脏病病史。心源性哮喘发作的原因主要与睡眠时平卧位血液重新分配使肺血量增加、夜间迷走神经张力增加、小支气管收缩、膈肌抬高、肺活量减少等因素有关。患者往往会有不同程度的呼吸困难,经常发生在夜间入睡后,表现为突然憋醒而惊醒,被迫取坐位,重症患者常常有哮鸣音、面色灰白、发绀、大汗淋漓、烦躁、伴咳嗽、咳粉红色泡沫痰。极重者可因脑缺氧而致神志模糊。血压可以持续下降直至休克。由于左心功能不全,患者往往也会有其他脏器供血不足的一些表现:常常有乏力、疲倦、运动耐量降低、头晕、心慌、尿少等症状。听诊时双肺布满湿性啰音和哮鸣音。同时心尖部心音减弱,心率增快,有舒张期奔马率,肺动脉瓣第二心音六进。胸片可见心影增大、上肺野血管影明显增多、蝶形肺门、双侧胸腔积液。超声心动图是目前确诊心力衰竭最主要的仪器检查,可以更加准确的评价各心腔大小变化及心瓣膜结构和功能,方便快

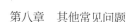

捷地评估心功能和判断病因。当症状发作时,患者应立即采取坐位,双足下垂,这样能减少回流到心脏的血量,可以迅速缓解症状;如果症状缓解不明显,应该立即前往医院就诊。

(雷伟)

16. 哮喘会变成肺癌吗

支气管哮喘是由多种细胞和细胞组分参与的气道慢性炎症性疾病,在发达国家发病率为 15%~20%,我国的发病率为 2%~4%。肺癌为起源于支气管黏膜或腺体的恶性肿瘤,其发生率和死亡率高居男性肿瘤的第 1 位,而女性的发生率位居第 4 位,死亡率居第 2 位,肺癌已成为我国首位肿瘤死亡原因。肺癌有很多的高危因素:吸烟、职业性致肺癌因素、大气污染、室内环境污染、心理因素,既往肺部疾病如肺结核、肺炎、慢性阻塞性肺病等均是构成肺癌的高危因素。有学者的研究结果表明,哮喘并不是肺癌的高危因素,甚至认为,哮喘患者罹患肺癌的风险轻度降低,主要认为可能与哮喘患者存在免疫监视功能,支气管肺泡上皮细胞清除机体毒素和致癌物质的功能增加有关。而另外一部分学者认为哮喘也是肺癌的一种高危因素,认为哮喘会演变为肺癌。主要的学说认为支气管哮喘是肺部的一种慢性气道炎症性疾患,由于长期的抗原刺激,容易导致肺癌的发生。最新的一篇荟萃分析认为,哮喘是肺癌的高危因素,即便是不吸烟的哮喘患者,其罹患肺癌的风险也是大大增加的。

我们对哮喘合并肺癌的患者的病例特点进行了分析,结果发现,此类患者女性发生肺癌的病理类型以腺癌为主,男性则以鳞癌和小细胞肺癌为主;哮喘合并肺癌的患者肿瘤标记物水平均明显高于单纯肺癌患者;患者明确诊断合并肺癌的时间往往偏长,诊断明确时往往已处于肺癌的晚期,丧失了手术的机会,生存时间偏短。

哮喘是否会变成肺癌,也就是说哮喘患者是否增加肺癌的风险,目前尚还没有定论。但是由于哮喘和肺癌在临床表现方面有很多的相似性,对于经规范治疗仍难以控制哮喘发作、吸烟、年龄大于 45 岁、有肿瘤家族史、具有两种或以上肺部疾患病史的支气管哮喘患者要警惕肺癌的发生风险,建议定期进行胸部影像学的检查,这样可以最大限度的做到肺癌的早期诊断和早期治疗。

(雷伟)

17. 哮喘长期用药会形成抗药性吗

抗药性又称耐药性,一般是指病原体及肿瘤细胞等对抗感染药物或化学治疗药物敏感性降低。当药物不能杀死或抑制病原体时,抗药性一词等于药物治疗剂量失败或药物耐受。抗药性多指由病原体引起的疾病,而耐药性则亦指因长期服药,造成相同剂量却不如当初有效的情况。

哮喘是一种慢性气道炎症性疾病,需要长期治疗。支气管扩张剂和糖皮质激素是长期治疗控制症状和维持治疗、减少复发的常用药物,吸入药物是最常见的给药方式。绝大部分哮喘患者在医师指导下合理规范化长期使用支气管扩张剂和糖皮质激素是不会产生耐药性的。

虽然糖皮质激素在防治哮喘取得了疗效显著、副作用少的效果,但仍然存在某些问题,如激素抵抗、患者依从性差等的问题。吸入方式的选择、吸入技术掌握不当和熟练程度也往往可严重影响吸入糖皮质激素的疗效,因此应注意以下几方面问题。

(1)掌握正确的吸入方法和技术是决定吸入糖皮质激素是否能取得良好效果和减少副作用的关键。

(2)患者对吸入糖皮质激素的依从性可直接影响疗效和预后。依从性差主要表现在患者自我症状好转后自行停止吸入药物而导致过早停药;其次为不认真遵从医生指导的吸入技术,包括吸入方式不当、吸入后不漱口和对激素有恐惧感等。

(3)在哮喘急性发作时吸入糖皮质激素往往并不能取得效果,有时反而可以诱发哮喘加重,这与患者的气道高反应性和气道狭窄有关。因此应该在吸入糖皮质激素之前 10~15 分钟提前吸入 β_2 受体激动剂,使支气管扩张、气道顺畅。这样即可预防诱发哮喘加重,也可以让吸入的糖皮质激素能够充分吸入到中小支气管内,达到更好的抗炎效果。

(4)开始吸入糖皮质激素的时机。吸入糖皮质激素的疗效通常在吸入 3~7 天后开始出现,哮喘急性发作期吸入糖皮质激素不但不能缓解哮喘症状,有时反而刺激气道而加重病情。因此吸入糖皮质激素应在哮喘缓解期或急性期病情得到控制后开始。对处于急性发作期或病情不稳定的患者,在吸入糖皮质激素最初的 3~7 天仍需根据病情或配合使用支气管扩张剂(β_2 受体激动剂或联用抗胆碱能药物)或配合全身应用糖皮质激素。

(5)疗程及减量方法。大多数通过吸入糖皮质激素治疗的中度或重度哮喘患者,虽然吸入糖皮质激素可有效地控制病情,但一旦停药往往可很快复发。因此绝大多数患者需要不同阶段的维持治疗甚至长期维持治疗。目前大多数专家认为中度哮喘在吸入起始治疗剂量3个月左右即可逐渐减量直至维持吸入剂量（最低有效吸入剂量），重度哮喘患者吸入起始治疗剂量的时间应适当延长。

仅有极少数患者在排除以下情况：①其他疾病误诊为哮喘；②继发性哮喘，哮喘只是原发病的一种症状，如变应性支气管肺曲霉病；③其他原因，如依从性差，患者没有按医嘱规律应用激素和支气管扩张剂，或联合应有和某些药物，如制酸剂、消胆胺等，使激素的吸收较差，或联用抗惊厥药，如苯妥因、苯巴比妥、酰胺咪嗪等加速皮质激素的代谢，且出现需要大剂量糖皮质激素才能控制的相对激素抵抗型哮喘和对糖皮质激素没有任何反应的完全激素抵抗型哮喘属于皮质激素依赖型哮喘或皮质激素抵抗型哮喘。

在不规范合理地使用糖皮质激素（主要指吸入糖皮质激素）抗炎而长期单独使用β_2受体激动剂治疗慢性哮喘时，可以导致哮喘患者的气道反应性进一步增高。已有报道表明，无论儿童还是成人，每日连续使用β_2受体激动剂几周后可导致气道反应性明显增高。有学者认为，近年的哮喘死亡率不断增加，可能与临床过度滥用β_2受体激动剂导致病情恶化有关。长期应用β_2受体激动剂可使气道的β_2受体对β_2受体激动剂的反应性下降，称为β_2受体激动剂下调现象。此现象可导致患者对β_2受体激动剂产生耐药性，表现为患者对β_2受体激动剂的支气管扩张作用减弱及作用持续时间缩短。β_2受体激动剂下调是一个可逆过程，一般停用β_2受体激动剂一周后可恢复正常。也可用糖皮质激素纠正这种现象，静脉滴注泼尼松龙40mg或氢化可的松200mg后6小时，β_2受体激动剂的作用可恢复到原来水平。

鉴于以上情况，目前国内外哮喘专家均推荐应在吸入糖皮质激素等抗炎治疗的基础上使用β_2受体激动剂，以尽量减少β_2受体激动剂的使用次数。其次主张吸入方式给药，可大幅减少β_2受体激动剂的使用剂量，从而降低副作用的发生率。

（黄奕江）